栄養+運動で筋肉減少症《（サルコペニア）》に勝つ

高齢者の転倒・骨折・寝たきりを防ぐ

医学博士
斎藤嘉美 著

はじめに

平成二十五年（２０１３年）に厚労省から発表された平均寿命は、男女とも80歳を超えました。平成二十七年には、日本では百歳以上の高齢者（百寿者）は6万人を超えています。しかし、この百寿者の約百倍の５５０万人もの人が介護を受けており、寿命が延びても元気に生活できる高齢者は、そう多くはありません。ＷＨＯが「日常的に介護を必要としないで、自立した生活ができる生存期間」として「健康寿命」を公表しています。この健康寿命は、平均寿命から自立した生活ができない介護期間を引いた値になります。

平均寿命が延びている一方、健康寿命は十分に延びていません。その差のいわば要介護期間は男性で約9年、女性で約12年になります。この期間は人生最後の楽しむべき時間になるはずですが、自立できないため、苦しみ、人の世話になって生きなければならないのです。

健康寿命を縮める要因には、脳卒中や癌をはじめ多くの生活習慣病がありますが、認知症や転倒による骨折が増え、加齢による衰弱なども加わって、要介護になる人が増えつつあります。

高齢期の生活の質（ＱＯＬ）や日常生活動作（ＡＤＬ）に大きな影響を及ぼすものとしてサルコペニア（筋肉の減少、筋力の低下）があります。高齢者におけるサルコペニアの予防、改善のためには適切な栄養と運動が有効です。熟年、壮年、そして若い人達もいずれは高齢化社会に仲間入りします。

本書が充実した人生、真の健康長寿を少しでも長く保持する上でお役に立つことを願っています。

齋藤　嘉美

平成三十年　三月

（目次）

はじめに　3

第一章　**筋肉減少・筋力低下症（サルコペニア）は健康長寿の敵**　9

1　筋肉減少・筋力低下症（サルコペニア）は転倒、骨折、寝たきりの原因となる　10
2　筋肉減少・筋力低下症（サルコペニア）とは？　13
3　筋肉減少・筋力低下症（サルコペニア）の診断　14
①　筋肉量の評価方法　16
②　筋力の評価方法　17
③　運動機能の評価方法　18
4　日本人の60歳以上の約370万人がサルコペニア　20
5　サルコペニアは大腿・下腿の筋肉で起こりやすい　28
6　サルコペニアとフレイル（虚弱）、ロコモ（運動器症候群）　30

第二章　**サルコペニアが発生するしくみ**　33

1　骨格筋の構造　34
2　末梢神経支配の減少　37
3　筋タンパク合成能の低下　38
4　タンパク質摂取不足　39
5　ビタミンD不足　40
6　液性因子（ホルモン異常等）の関与　41
7　活性酸素　43
8　循環器、呼吸器系の機能低下　44

第三章　サルコペニアと生活習慣病等の関係　45

1　肥満（サルコペニア肥満）　47
2　メタボリックシンドローム（メタボ）　53
3　慢性閉塞性肺疾患（ＣＯＰＤ）　55
4　慢性腎臓病（ＣＫＤ）　57

5　肝臓病　63
6　糖尿病　65
7　動脈硬化　69
8　心臓病（心不全）　70
9　脳卒中　71
10　骨（骨粗鬆症）　72
11　歯、嚥下障害　74
12　その他　78

第四章　サルコペニアの予防と治療　81

1　栄養　83
①　高齢者はタンパク質、アミノ酸に対する反応性が低い　85
②　高齢者の有効なタンパク質合成には必須アミノ酸（とくにロイシン）が必要　88
③　ロイシンなどが多く、アミノ酸スコアが１００点の食材　97
④　血清アルブミン値が低いとサルコペニアになりやすい　99

⑤　肉類だけでなく、魚（油）摂取も重要　103
⑥　ビタミンD　105
⑦　高齢者の粗食はサルコペニアを招く　110
⑧　筋肉増強剤等のドーピング薬物について　113

2　運動　117
①　筋力トレーニング　124
②　有酸素運動（歩行トレーニング）　128

3　栄養＋運動のサルコペニアに対する効果　131

おわりに

カバー・表紙デザイン　大久保敏幸デザイン事務所
カバーイラスト　タオカミカ

第一章

筋肉減少・筋力低下症（サルコペニア）は健康長寿の敵

1. 筋肉減少・筋力低下症（サルコペニア）は転倒、骨折、寝たきりの原因となる

日本人の平均寿命は、男女とも80歳を超えて世界のトップレベルにあり、日本は世界有数の長寿国と称されています。しかし、手放しでは喜べません。介護を必要とせず、自立した生活を営める生存期間を健康寿命といいますが、日本人の健康寿命は男女とも、平均寿命より約10年短くなっています。つまり、平均的な日本人は死に至る最後の10年間は他人の介護を頼りに生きているわけです。要介護期間が長ければ長いほど、他人の介護を必要とする不本意な生活を送らなければなりませんし、国家も、大きな財政的支出を強いられることになります。そこで近年は、健康寿命の延伸が大きな社会的課題となっています（図1）。

日本人の健康寿命の延びを阻害する要因としては、ガンや脳心血管病、糖尿病などの生活習慣病や認知症などがあげられていますが、近年、これらに加えて、運動器症候群（ロコモティブシンドローム）が問題視されるようになりました。従来、ロコモティブシンド

図1

平均寿命と健康寿命の差（2013年）

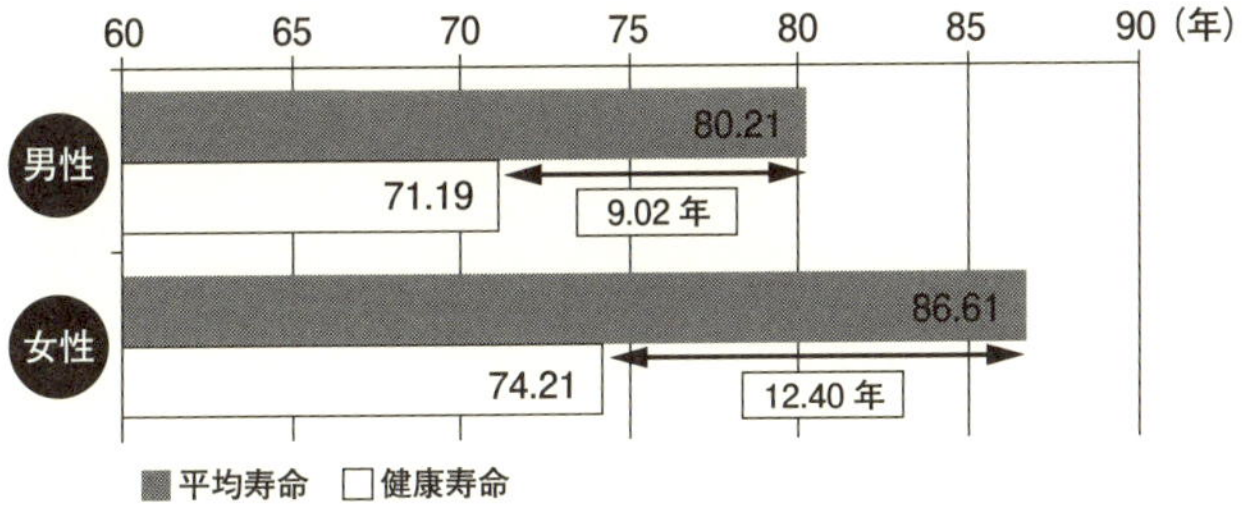

（厚生労働省資料『健康日本21（第二次）各目標項目の進捗状況について』より）

ローム（ロコモ）としてとりあげられてきたのは、主として膝関節、腰痛などの障害でしたが、最近、医療の専門家の間で注目されるようになったのが、筋肉減少・筋力低下症（サルコペニア）です。

筋肉減少・筋力低下症（サルコペニア）とは、加齢に加えて栄養のアンバランス、運動不足などにより主として下腿で起きる筋肉の減少と筋力の低下で、一種の老化現象ですが、高齢者にとっては、これが最も大きな転倒の原因で、骨折を引き起こします。高齢者の骨折は、寝たきりの原因となりやすく、さらなる運動機能の低下、認知症などを招き、要介護の大きな原因となります。

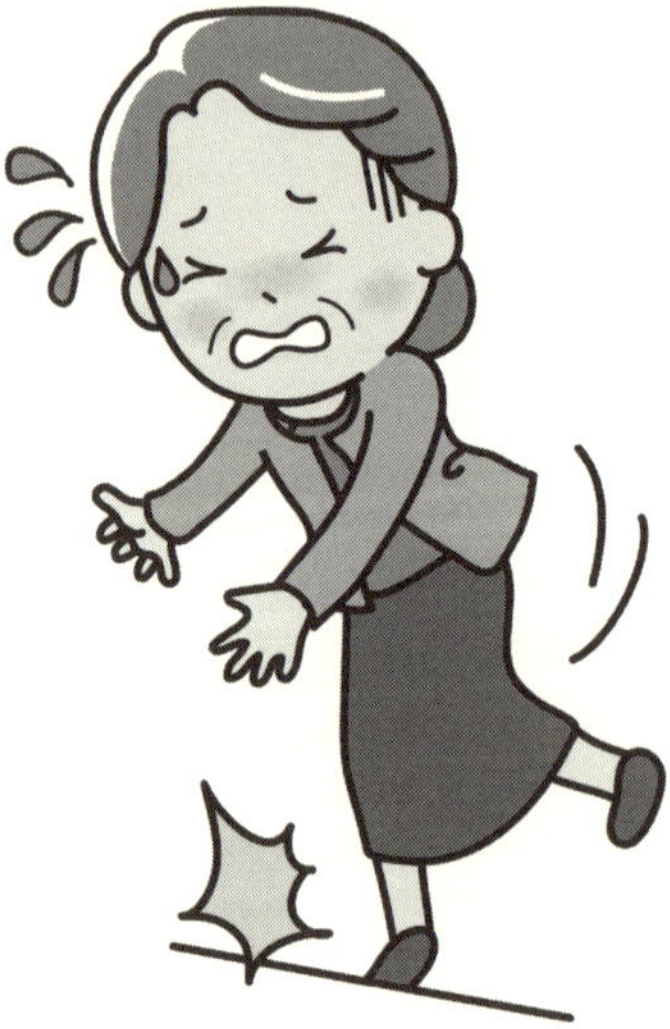

2. 筋肉減少・筋力低下症（サルコペニア）とは？

加齢とともに筋肉が衰えることは一般にもよく知られており、一種の老化現象として理解されていますが、ローゼンバーグ（アメリカ）はこれを高齢者に多い運動機能の病気ととらえ、１９８９年に、加齢による骨格筋量の減少が他の臓器よりも著しいので、身体活動、運動、カロリー消費に関連してこの筋肉量の減少を初めてサルコペニア（SARCOPENIA）と呼ぶことを提唱しました。ギリシャ語でサルコは筋肉、ペニアは減少・消失を意味しています。さらに、彼はこのサルコペニアを加齢に関連する筋肉量の減少、機能の消失（an age-related loss of muscle mass and function ）と表現しています。単なる筋肉量の減少だけでなく、筋力低下も含めたものとしています。

3. 筋肉減少・筋力低下症（サルコペニア）の診断

サルコペニアについては正確な定義や具体的な診断基準がない状態が続いていましたが、欧州研究機構、欧州老年医学会などいくつかの学術団体が共同して、２０１０年にサルコペニアに関する定義と診断基準の統一見解を提唱しました。それによれば、サルコペニアとは「骨格筋量と筋力の進行性かつ全身性の低下に特徴づけられる症候群で、身体機能障害、生活の質（ＱＯＬ）低下、死のリスクを伴うもの」とされています。簡単にいえば、骨格筋量の低下を必須とし、それに筋力低下または身体能力の低下がある場合に、サルコペニアと診断されます**（表1）**。

サルコペニアには次のような重症度分類があります。

① プレサルコペニア（サルコペニア前状態）
最も軽く、筋肉量低下のみの場合

② サルコペニア

表１　サルコペニアの診断基準

1)筋肉量の低下がある.
2)筋力の低下がある.
3)身体能力（運動能力）の低下がある.
＊1)が必須項目であり，加えて2)もしくは3)の因子を有する場合，サルコペニアと診断する.

（Cruz-Jentoft AJ et al. *Age and Aging* 39：412，2010および柳町幸也 *Medicine* 51（13）：2264，2014より）

筋肉量の低下と、筋力または身体能力のいずれかの低下を示す場合

③　重症サルコペニア

三つの基準（筋肉量の減少、筋力、身体機能の低下）を全部満たす場合

また、サルコペニアは原因によって、一次性（原因のない群）と二次性（原因のある群）に分けられます（**表2**）。

一次性サルコペニアは加齢以外に原因が認められない群です。二次性サルコペニアは活動量の低下によるもの、病気が関連するもの、栄養不良が関連するものなどであり、若い人でも起きる可能性があります。高齢者の場合には、多くの病気や栄養障害が少なくないので、一次性と二次性が混在している場合が多いと考えられます。

サルコペニアの診断基準となる筋肉量の減少、筋力、身体能力の低下については、次のように測定されます。

表2　原因によるサルコペニアの分類
一次性サルコペニア ・加齢性サルコペニア 加齢以外に明らかな原因がないもの. 二次性サルコペニア ・活動に関連するサルコペニア 寝たきり，不活発な生活スタイル，（生活）失調や無重力状態が原因となりうるもの. ・疾患に関連するサルコペニア 重症臓器不全（心臓，肺，肝臓，腎臓，脳），炎症性疾患，悪性腫瘍や内分泌疾患に付随するもの. ・栄養に関連するサルコペニア 吸収不良，消化管疾患，および食欲不振を起こす薬剤使用などに伴う，摂取エネルギーおよび／またはタンパク質の摂取量不足に起因するもの.

（柳町幸也 *Medicine* 51（13）：2264，2014より）

①　筋肉量の評価方法

a．二重エネルギーX線吸収測定法（DEXA法）
b．身体計測
c．生体電気インピーダンス分析法
d．CT
e．MRI

スクリーニング（振り分け）としては、cが簡単で負担がかかりません。一方d（CT）とe（MRI）は筋肉量を直接計測できますが、スクリーニング（振り分け）には向いていません。

cのスクリーニング（振り分け）

図２　指輪っかテストの方法（飯島勝矢ら）

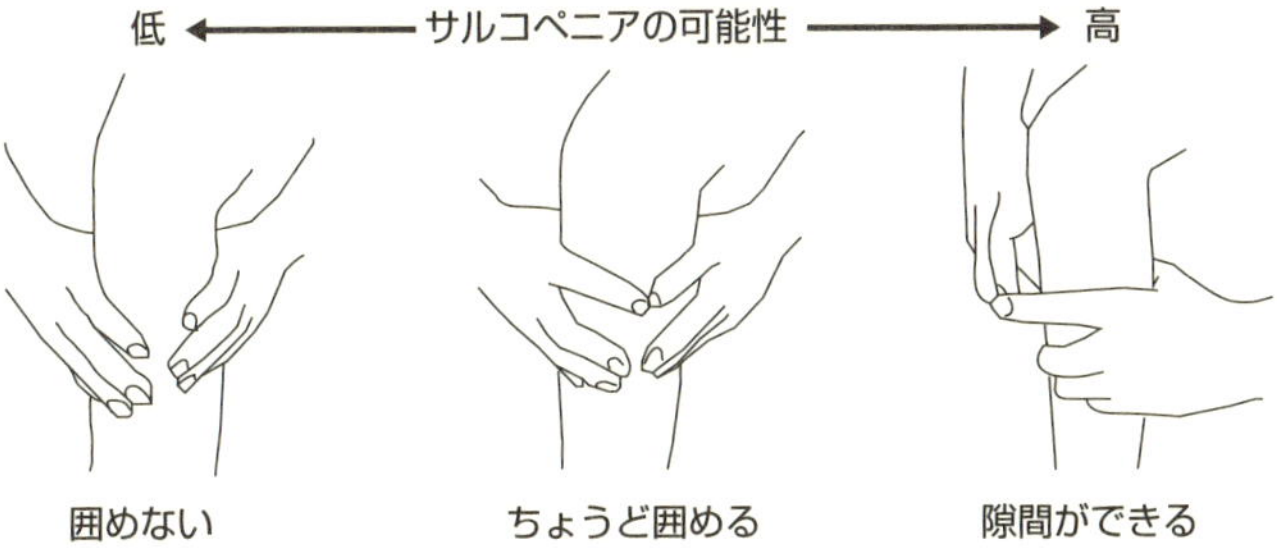

（飯島勝矢　他より）

は、アジア研究機構では男性7・0kg／㎡、女性は5・77kg／㎡と定められています。

簡単なサルコペニアの自己評価法としては「指輪っかテスト」があります。ふくらはぎの最も太い部分を両手の親指と人さし指で囲み隙間ができる場合にはサルコペニアが疑われます（**図２**）。ただし、サルコペニア肥満では、体脂肪の増加により体重が増加するので、サルコペニアとして気づかれない場合があるため例外となります。

②　筋力の評価方法

握力検査が主に用いられます。握力のカットオフ値（区分値）は男性26kg、女性18kgと定められており、それ未満がサルコペニアの基準値になります。

図3　サルコペニアの診断手法（神崎恒一）

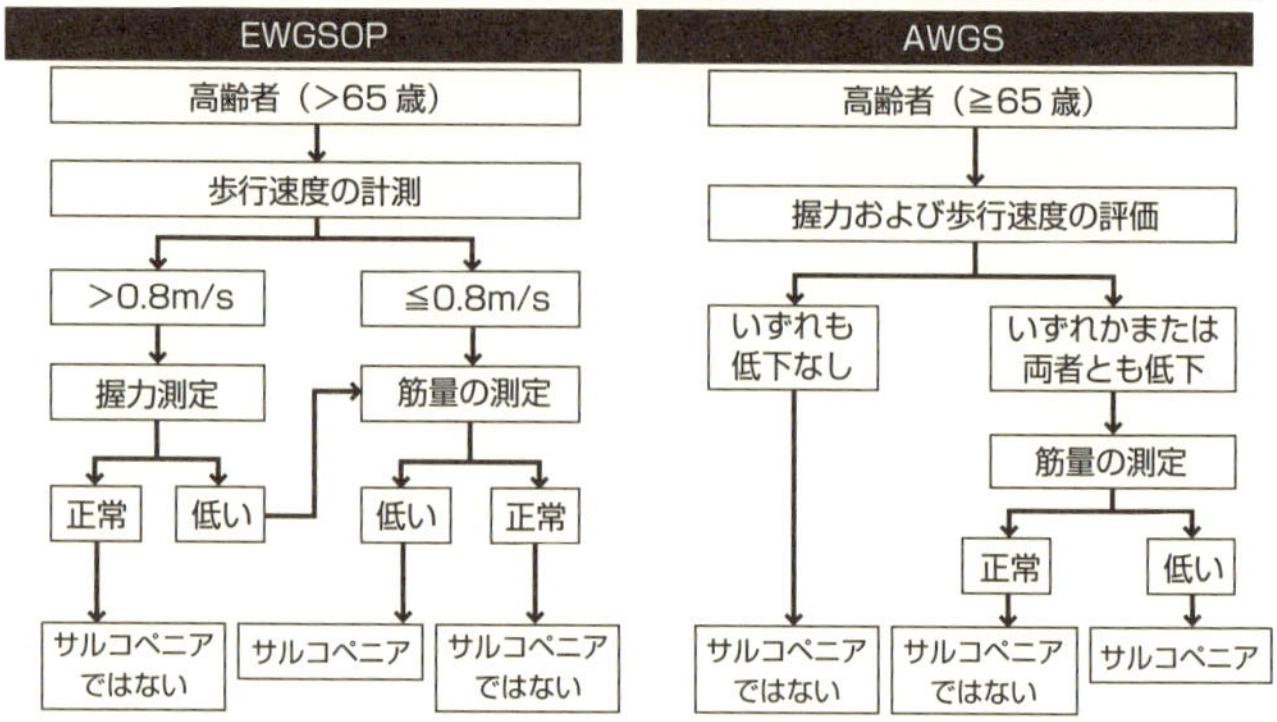

（神崎恒一　日本医師会雑誌 144 特（1）S193，2015 より）

③ 運動機能の評価方法

一般には歩行速度や立ち上がり動作から総合的に評価されます。立ち上がりと歩行と回転動作を含むテストなどがありますが、サルコペニアの診断には歩行速度が用いられ、0・8m／秒がカットオフ値（区分値）で、これ以下がサルコペニアの基準値になります。

以上のように筋肉量の評価、筋力の評価、運動機能の評価を組み合わせて、サルコペニアの診断手法ができあがっています**（図3）**。ただし、欧州研究機構（EWGSOP）では歩行速度は0・8m／秒、握力のカットオフ値は示されず、必須項目の骨格筋量の評価も示されず、報告書によっていろいろな値を提示しています。

一方、アジア研究機構(AWGS)では、歩行速度0・8m/秒かそれ以下、握力は男性26kg未満、女性18kg未満。

筋肉量はDEXA法で、男性7・0kg/㎡未満、女性は5・4kg/㎡未満。生体電気インピーダンス法で男性7・0kg/㎡未満、女性は5・7kg/㎡未満と明記されています。

将来的にはさらなる観察研究の積み重ねにより、精度の高いサルコペニアの定義がつくられるでしょう。

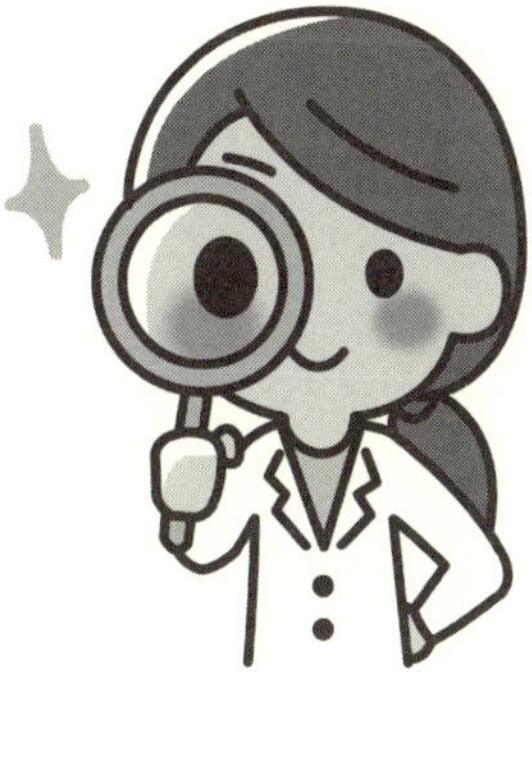

4. 日本人の60歳以上の約370万人がサルコペニア

現在、日本人の4人に1人が65歳以上の高齢者で、今後さらに高齢化が進む状況を考えると、日常生活での障害や転倒、寝たきりを引き起こすサルコペニアの対策は重要な課題であり、その予防、治療上、サルコペニアの実態を把握することが必要です。しかし、日本における疫学的研究は外国に比べて遅れているのが現状です。

アジア人高齢者を対象にしたサルコペニアの発症頻度をみると、中国人で70歳以上の高齢女性（527名）では9・5％（ローら、2005年）、韓国人で65歳以上の高齢男女（2332名）では男性12・4％、女性0・1％（キムら、2012年）、日本人では70〜85歳の高齢者（1488名）で、男性56・8％、女性33・6％（Sanadaら、2010年）でした。いずれも筋肉量のみで判定しています。

日本におけるサルコペニアの発生頻度については、筋肉量プラス筋力および身体能力を診断基準として調査した京都府と兵庫県在住の65〜89歳の高齢者ではサルコペニアは男性

21・8％、女性22・1％と差はありませんでしたが、サルコペニア群は非サルコペニア群に比べて、過去1年間の転倒リスクに関する比較では、男性3・16倍、女性で1・45倍と男性のほうが転倒しやすいという結果が得られています（Yamadaら、2013年）。

愛知県在住の65歳以上の高齢者の調査では、サルコペニアは男性11・3％、女性14・5％とやや女性に多い傾向がみられます（Shimokataら、2014年）。

大阪府高槻市在住の65歳以上の高齢者調査でも、男性18％、女性23・8％と女性が多く、転倒の既往のなかった人では10・7％、既往のあった人では27％とサルコペニアで転倒の既往歴が約3倍みられています（Tanimotoら、2014年）。

千葉県柏市在住の65歳以上の高齢者調査でも、男性の14・2％、女性22・5％と女性の方がサルコペニア発症が多い結果が得られています（Ishiiら、2014年）。

以上の四報告をまとめると、日本人のサルコペニアの頻度は男性で10・3～21・8％、女性で14・5～22・1％となり、転倒リスクもサルコペニア群で有意に高くなっています。

谷本芳美ら（2010年）は、56才以上の4000人の筋肉量の加齢による変化を検討し、下肢筋肉量は男女とも20歳代から大きく減少し、減少率は男性30・9％、女性は28・9％と男性のほうが高いという結果を得ています。従って、早い時期から継続的に筋肉量の低下を予防する必要があります。

さらに谷本芳美（2015年）は自立した生活を営んでいる65歳以上の高齢者1110人（男性372人、女性738人）をサルコペニア、プレサルコペニア（低筋肉量のみ）、低筋力ないし低身体機能に分けたところ、自立した生活をしていても正常な男女は半数に満たず、サルコペニアは男性13・4％、女性14・9％でした。過去1年間に転倒した例はサルコペニア群で男性34・0％、女性29・1％であり、正常群はそれぞれ10・9％、14・9％と、サルコペニア群で男性3倍強、女性2倍と転倒率が高いという結果が得られました。

幸篤武《ゆきあつむ》ら（2015年）は、長期縦断疫学研究第七次調査に参加した65歳以上の約1000人を対象に筋量、筋力、身体能力について解析しています。筋量減少者は男性43・2％、女性20・2％で、加齢による減少の割合は男性で上昇しましたが、女性は関連が認められていません（**図4**）。握力はアジア研究機構（ＡＷＧＳ）の判定からみると、筋力低下者は65歳以上で男性10・0％、女性21・5％であり、男女とも加齢により割合の上昇がみられました（**図5**）。

身体機能としての歩行速度は0・8ｍ／秒未満または自立歩行困難の割合は65歳以上の

図4　筋量減少者の割合（幸篤武ら）
男性 7.0kg/㎡、女性 5.4kg/㎡未満を筋量減少とした

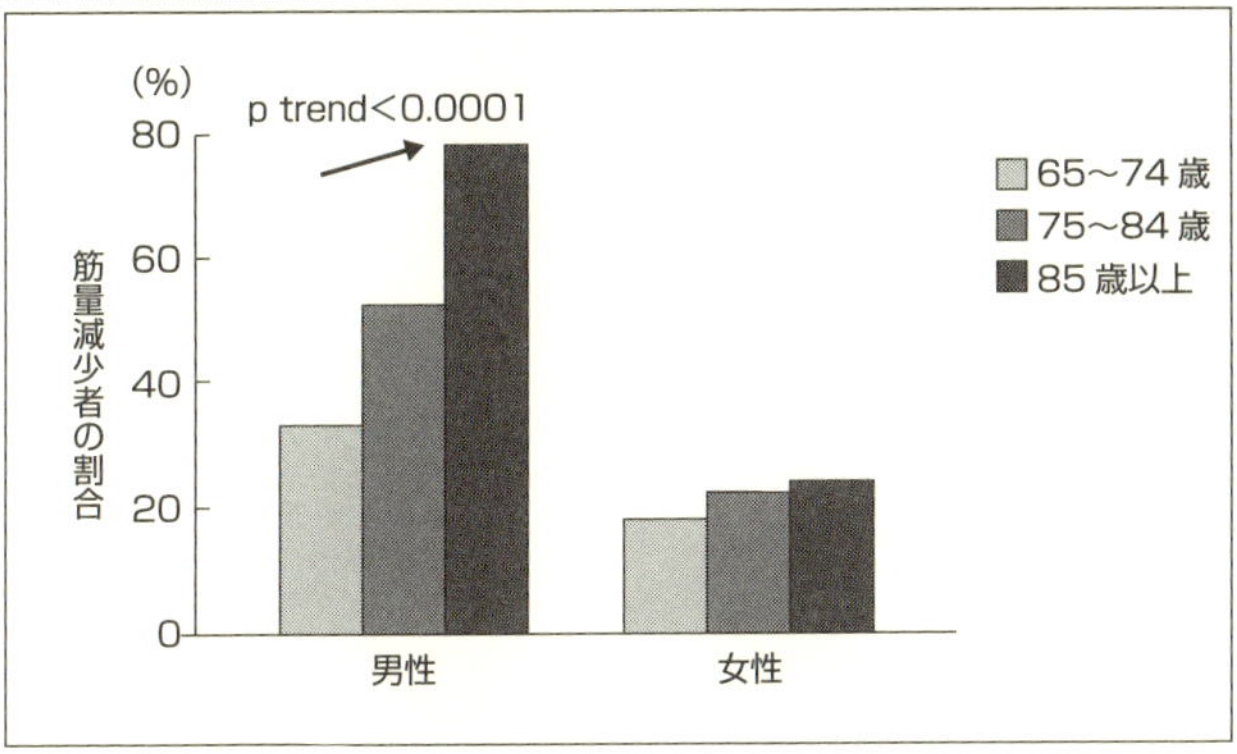

（幸篤武 他 最新医学 70（1）：37，2015 より）

図5　筋力低下者の割合（幸篤武ら）
男性 26kg、女性 18kg 未満の握力を筋力低下とした

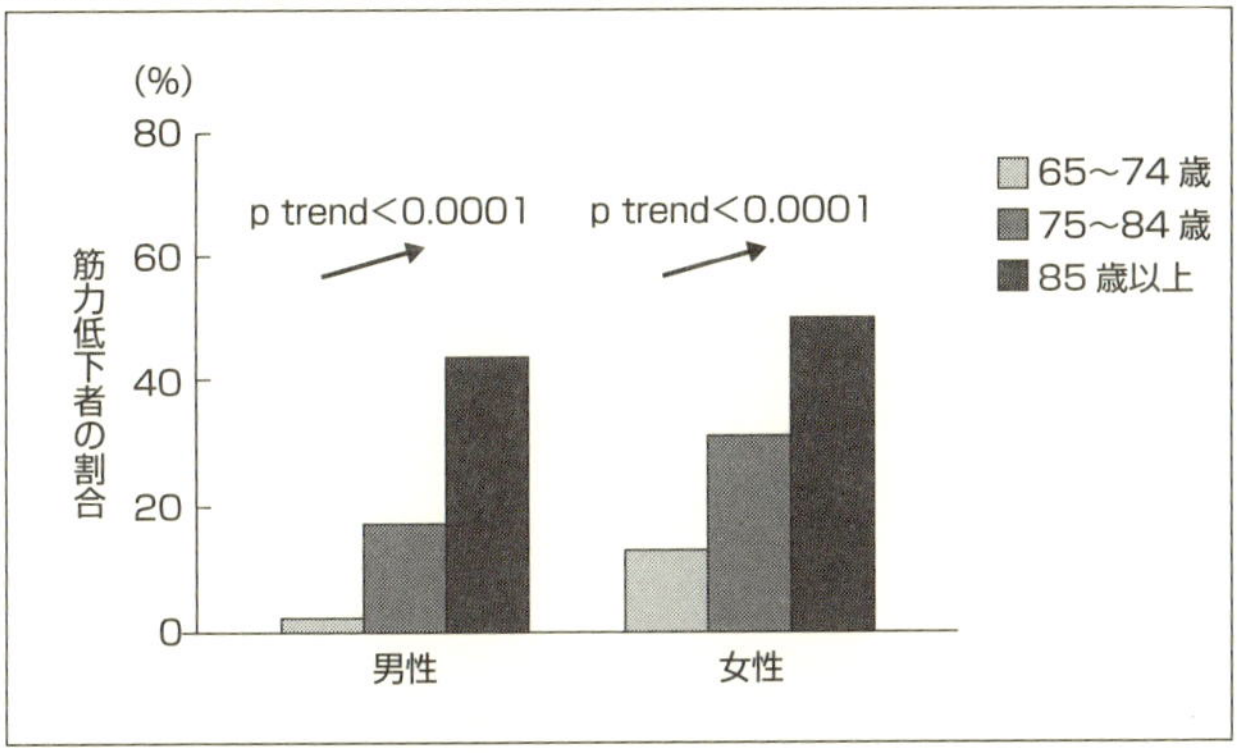

（幸篤武 他 最新医学 70（1）：37，2015 より）

図6　身体機能（歩行速度）低下者の割合（幸篤武ら）

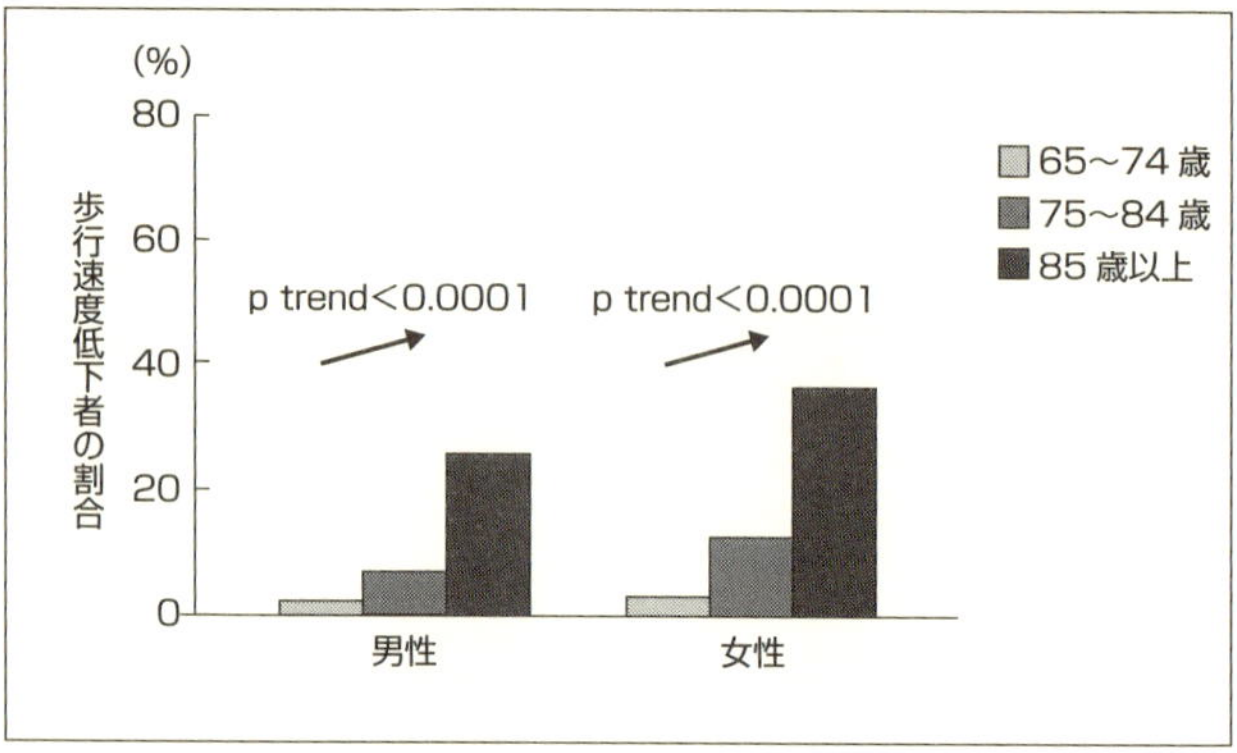

（幸篤武 他 最新医学 70（1）：37，2015 より）

図7　サルコペニアの割合（幸篤武ら）

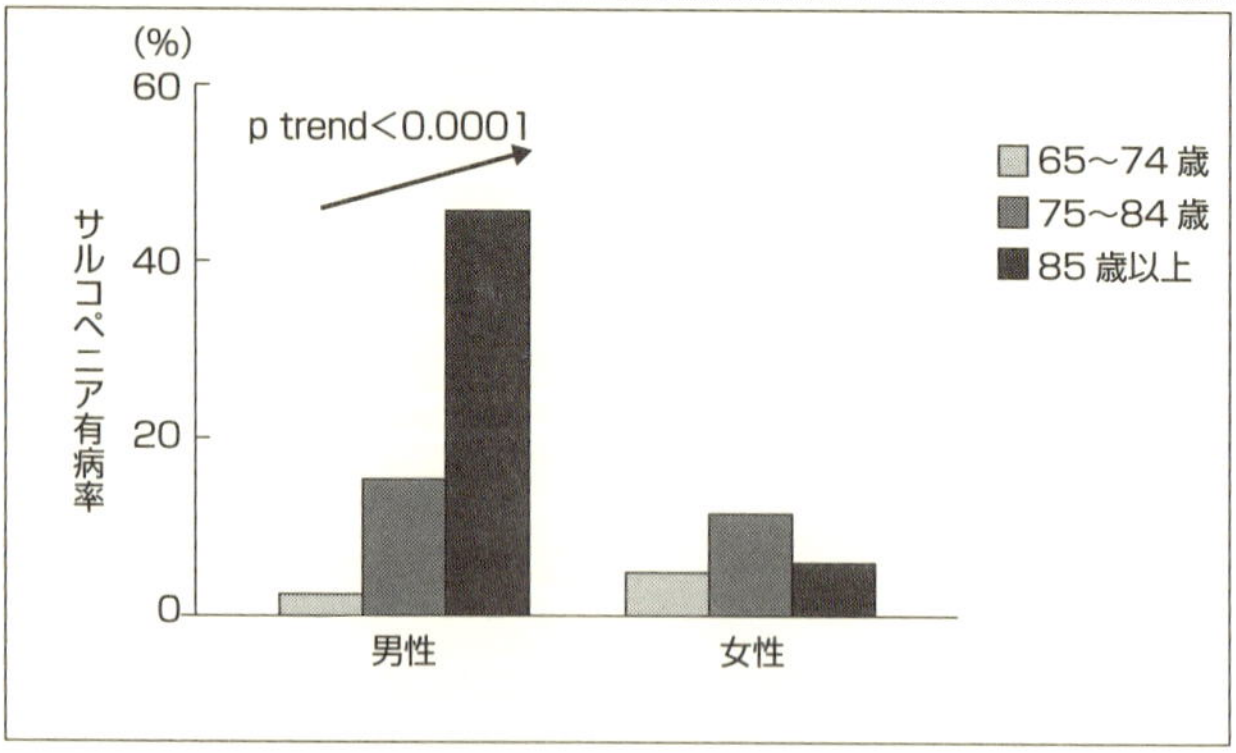

（幸篤武 他 最新医学 70（1）：37，2015 より）

図８ サルコペニアの有病者数（幸篤武ら）

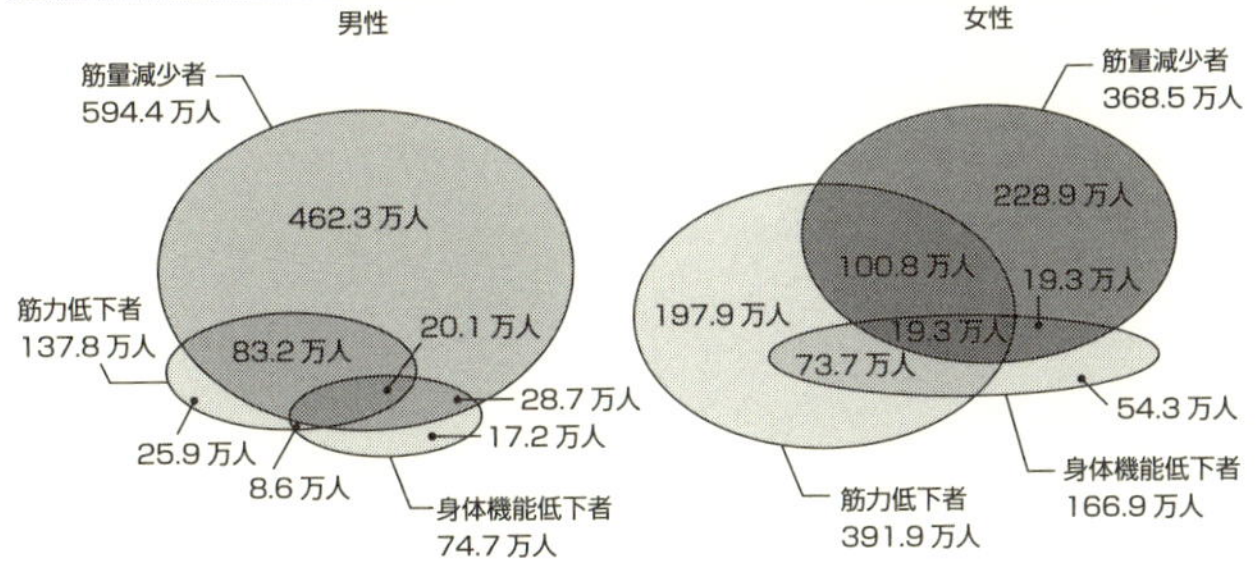

（幸篤武 他 最新医学 70（1）：37，2015より）

男性で５・４％、女性は９・２％で、加齢により男女とも割合が上昇しました（図６）。以上により、サルコペニアの判定基準に合うものは男性９・６％、女性７・７％で10年ごとの比較では男性で加齢とサルコペニアの有病率は有意な相関が認められましたが、女性では関連が認められませんでした（図７）。これは筋量の減少が女性は男性ほど加齢の影響を受けていないので、加齢とサルコペニア有病率の関係を弱めている可能性があります。さらに筋量減少者、筋力低下者、身体機能低下者の重複状況を示したのが（図８）です。サルコペニアの有病者数は男性１３２万人、女性１３９万人で合計約２７０万人です。筋量減少と筋力低下の重複が男女とも最も多く、サルコペニアの６割以上を占めています。女性では男性に比べ、筋量減少と関係なく筋力低下または身体機能低下の人がかなり存在し、骨格筋の脂肪変性、速筋繊維の萎縮などに関連して女性高齢者ではサルコペニアの有無にかかわらず筋力低下や身体機能低下などＡＤＬ（日常生活動作）の低下に対しより注意を払うべきです。

最近、日本人のサルコペニア推定有病者数の解析がＲＯＡＤ研究で行われました（吉村典子ら、２０１５年）。本研究は都市、山村、漁村と特性が異なる三地域のコホートを設置して２００５年から開始し、第四回調査（２００８年〜２０１０年）において運動機能測定調査に参加した人のうち60歳以上の１０９６人を対象に検討しています。その結果、サルコペニア有病率は男女とも約８％で、有病者数は約３７０万人（男性１２０万人、女性２５０万人）と推定されました。なお、サルコペニアと患者の背景を比べると①漁村在住で少ない②高齢者が多い（サルコペニア群の平均年齢81歳に対し、非サルコペニア群は71歳）③やせ（低ＢＭＩ）が多い（サルコペニア患者20対非サルコペニア群23）、④骨粗鬆症に多い（サルコペニア患者60％対非サルコペニア患者20％）であり、とくに骨粗鬆症の人に多く、非骨粗鬆症の人に比べてサルコペニアの発症が3倍でした。

以上により、65歳以上の日本人のサルコペニア推定有病者数は約２７０万人、今回の60歳以上でのサルコペニア有病者数は３７０万人ときわめて多いことがわかり、日本人の健康寿命を延ばす上で、サルコペニア対策が重要な課題であることがクローズアップされました。

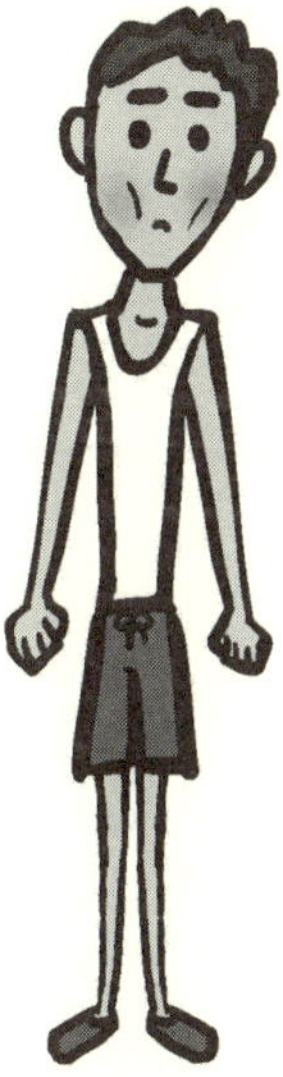

5. サルコペニアは大腿・下腿の筋肉で起こりやすい

筋肉量の減少は足からくるといわれていますが、実際には上肢と下肢の加齢による減少の比較では、上肢は男性では70才からはっきり減少傾向を示し、女性ではわずかずつ減少しています。下腿腓腹筋では男女とも50歳以降に減少が認められています。男性の方が減少が著しく、男女とも下肢の減少が上肢より著しいことが認められています（秦葭哉《はたよしや》ら、2008年）。

さらに、20～80歳までの約2000人の筋肉量の加齢変化の調査（福永哲夫、2000年）では、上腕筋肉量は変化が少なく、大腿・下腿の筋肉量は加齢とともに減少し、とくに大腿伸展筋は男女とも70歳代で約60％に減少しています。平均すると、大腿筋の筋力は50歳以降は毎年1％ずつ落ち、さらに何もしないでいると、70歳代では50歳代に比べて20％も筋力が落ちます。大腿筋の筋力の衰えは膝を持ち上げる力が弱くなることを意味し、すり足歩行を生じる元となり転倒しやすくなります。

７日間という短いベッドレスト（起居移動動作を行わない）で、大腿四頭筋量は３％、腓腹筋量も２％減少し、著しい筋萎縮が生じます（フェランドら、１９９５年）。

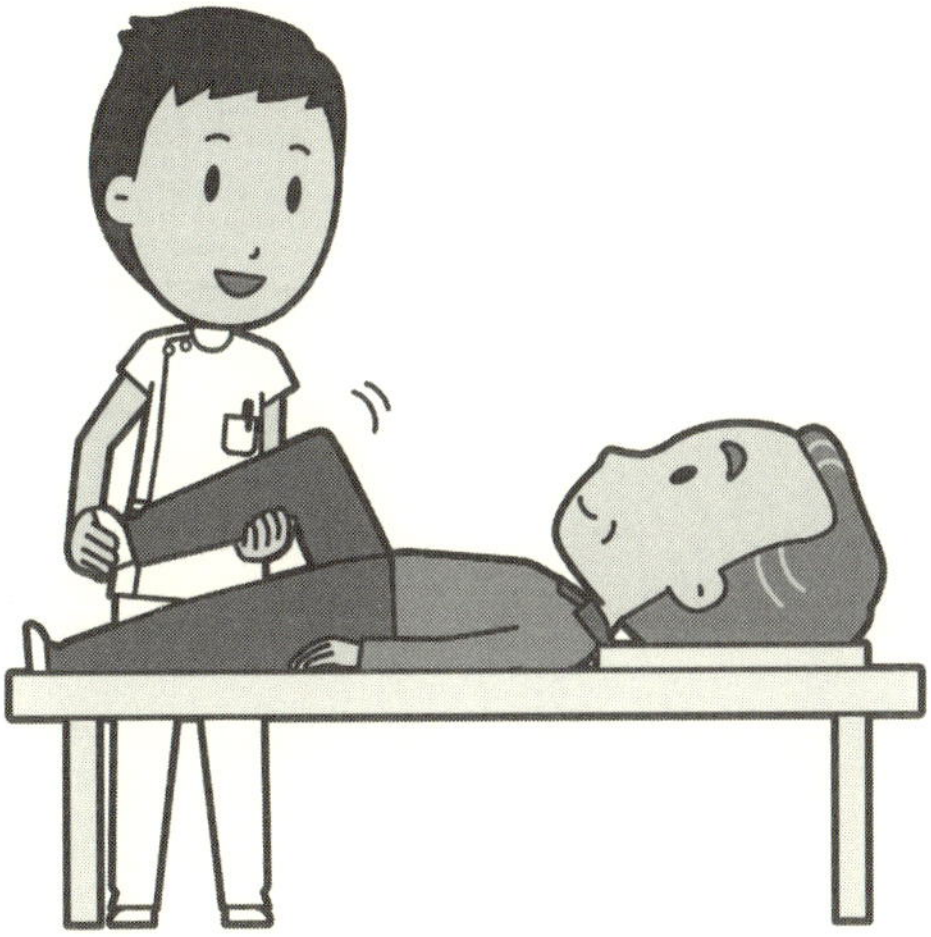

6. サルコペニアとフレイル（虚弱）、ロコモ（運動器症候群）

サルコペニアとフレイル（虚弱）とは高齢者での身体の弱さ、脆さを示し、似た概念です。

フレイルとは①体重減少②低エネルギーの状態（易疲労性）③筋力低下④歩行速度低下⑤活動性低下の五つを代表的な徴候としてフリード（2001年）が提唱し、三つ以上ある場合を「虚弱症候群」と評価することにしました。⑤の活動性低下により②のエネルギー代謝低下を生じ、食欲低下から低栄養状態となり、これが筋肉量減少を招き、③の筋力低下から④の歩行速度低下となり、さらに⑤の活動性低下と悪循環を招きます（佐竹昭介、2012年、図9）。

このフレイルに至る過程で身体組織や骨格筋に変化を生じ、その中でも加齢にともなうサルコペニアは中心的な存在ととらえられています。

日本整形外科学会は、2007年にサルコペニアおよび骨関節系の障害により日常生活

図９　フレイル（虚弱）サイクル（佐竹昭介）

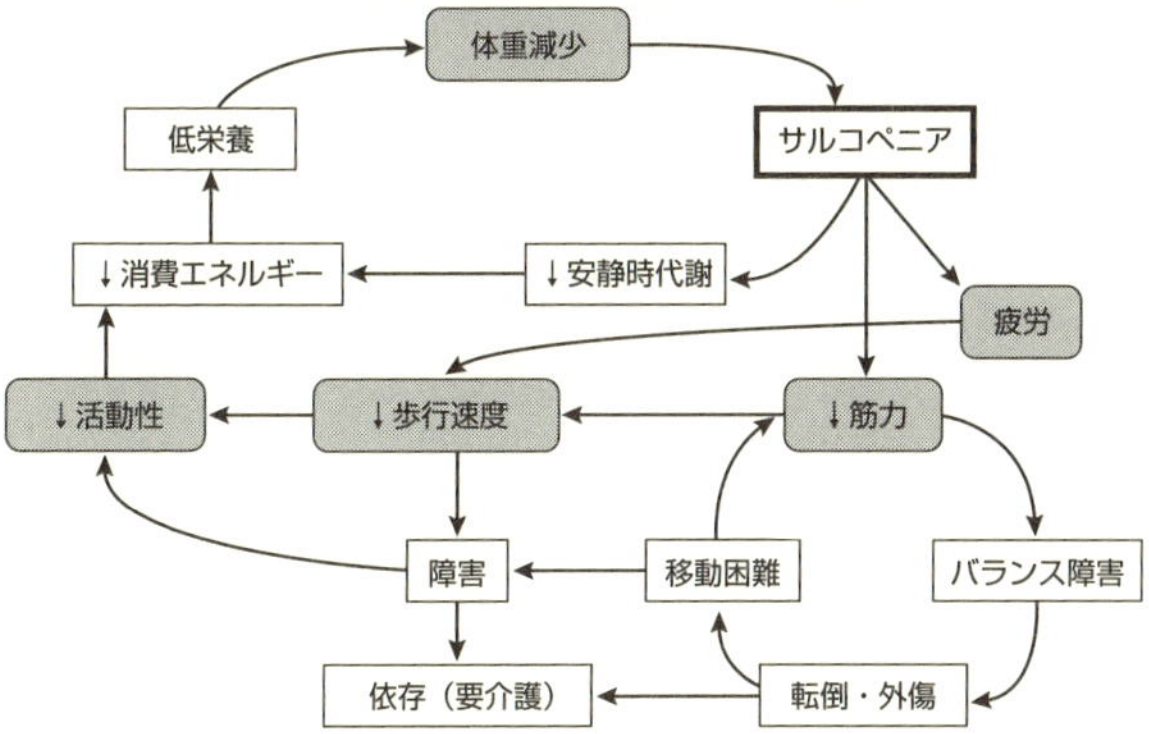

（佐竹昭介 *Clinical Calcium* 22（4）：67，2012より）

に支障をきたす状態、またはその危険度の高い状態をロコモティブシンドローム（ロコモ）として注意を喚起しました（中村耕三ら、２０１５年）。

運動器の構成要素には①身体を支える部分→骨、②曲がる、衝撃を吸収する部分→関節軟骨、脊柱椎間板、③身体を動かしたり、制動する部分→筋肉、筋肉に刺激を送る部分→神経系があります。それぞれ頻度の高い病気として、①骨粗鬆症、骨折、②変形性関節症、変形性脊椎症、脊柱管狭窄症、③サルコペニア、神経障害などがあります。

以上のように、サルコペニアは栄養、運動機能の面から、高齢者の自立障害に深くかかわり、加齢にともなうフレイル（虚弱）の中核をなすものので、ロコモの基礎疾患としても位置づけられます。

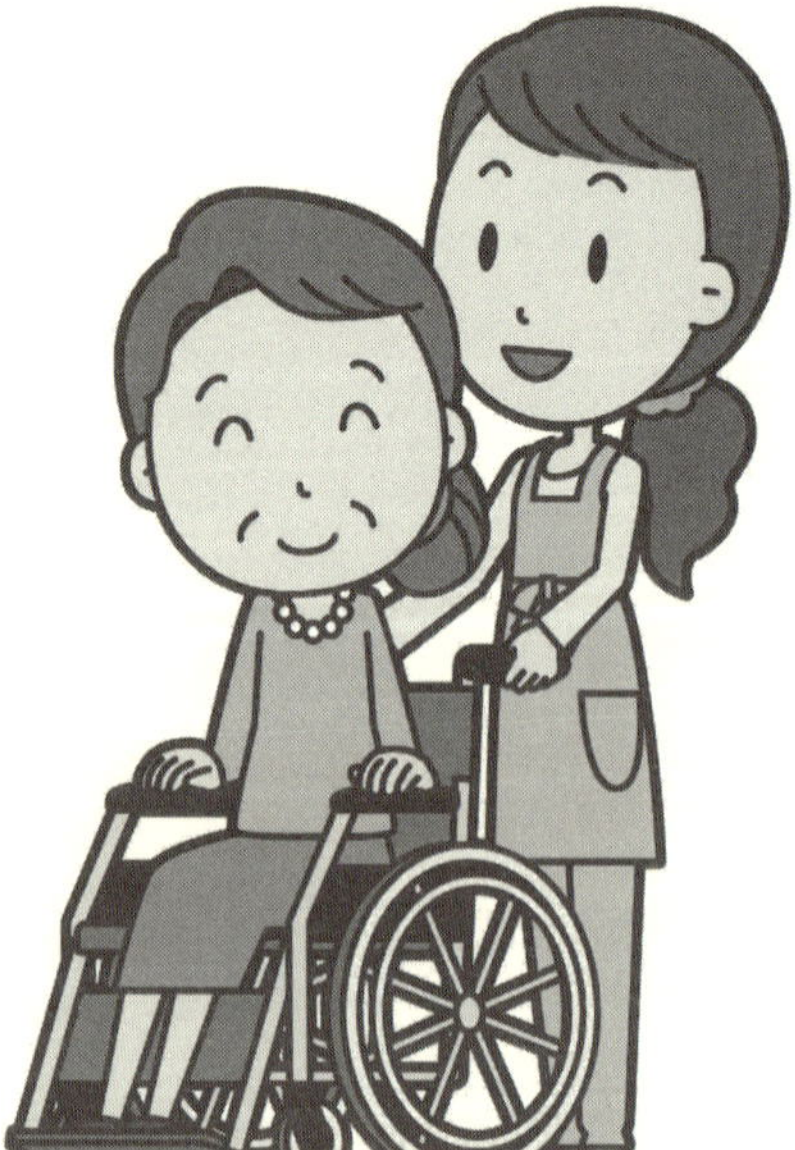

第二章

サルコペニアが発生するしくみ

1. 骨格筋の構造

骨格筋は運動だけでなく、体内の栄養環境の調節や体温調節などにも重要な役割をもっています。健康な成人における骨格筋の構造は、直径60~80マイクロメートル（1マイクロメートルは1000分の1ミリメートル）の筋線維が数十ないし数百本集まって筋束（筋線維束）を作り、さらに筋束が集まって骨格筋を構成しています（図10）。筋線維の中には筋原線維が多く含まれ、筋肉の収縮に関与するいろいろなタンパク質があります。代表的なものとしてミオシン、アクチン、トロポニンなどがあり、とくにミオシンとアクチンの両方のフィラメント（糸状線維）の活性によって筋肉の収縮が起こります。

骨格筋の中には筋肉の酵素運搬や貯蔵タンパクであるミオグロビンがあり、その含まれる量によって赤筋と白筋があり、収縮速度の違いから、それぞれ遅筋、速筋とも呼ばれています（表3）。Ⅰ型筋線維（遅筋線維）は持久力に優れており、Ⅱ型筋線維（速筋線維）は瞬間的に大きな収縮を生じることができますが、疲れやすいのが特徴です。

加齢にともなう筋線維の萎縮はⅡ型筋線維（速筋線維）のほうが大きな影響を受けます。

図 10　骨格筋の構造

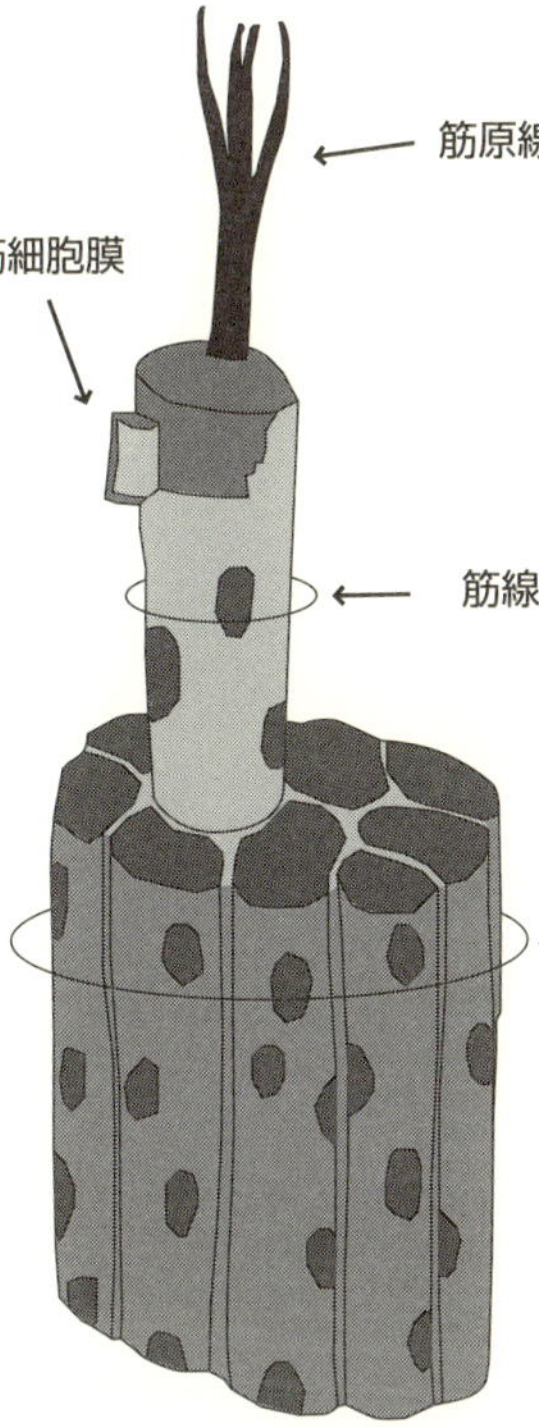

（ステッドマン医学大辞典　第５版　P1127）

表３　筋線維の種類と特徴

	収縮速度	サイズ	収縮型	張力
遅筋（Ⅰ型・赤筋）	遅い	小	持久性	低い
速筋（Ⅱ型・白筋）	速い	大	瞬発性	高い

（著者作成）

図11　サルコペニアの発生機序（メカニズム）

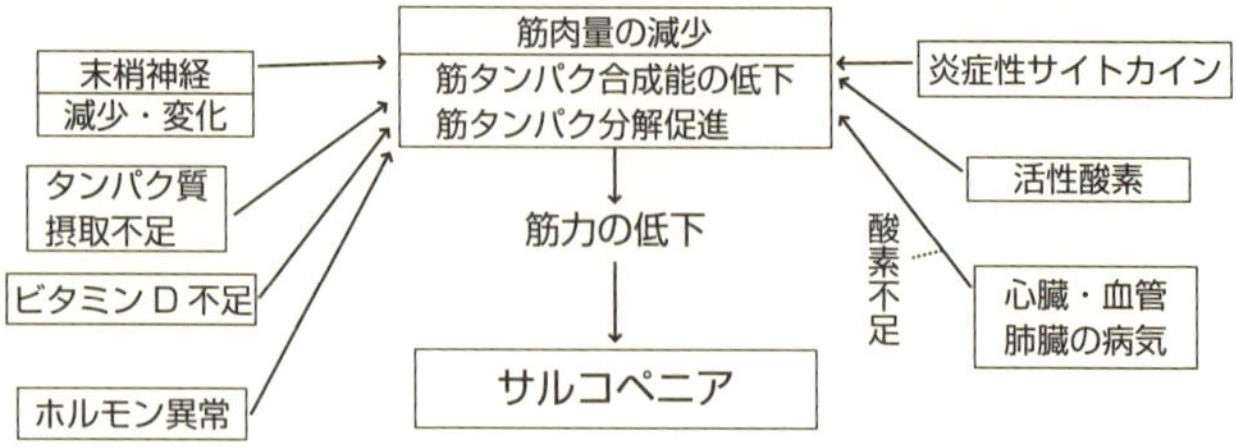

（小薗康範 *Geriatric Medicine* 42（7）：889，2004の文章より作成）

たとえば大腿筋の断面積ではII型筋線維の減少が20～50％と著しく、I型筋線維の減少は1～25％と少ないのです。ただし、80歳代からはI型筋線維の減少も大きくなり、消失した部位は脂肪組織におきかわり、筋肉量の減少から推測されるよりも大きな筋力低下を生じます。

　サルコペニア発生のメカニズムとしては、末梢神経支配の減少、筋タンパク合成能の低下、タンパク質摂取不足、ビタミンD不足、液性因子（ホルモン異常、サイトカイン異常）、活性酸素の関与、心血管系、肺の病気や機能低下があげられます（図11）。

2. 末梢神経支配の減少

人間の神経細胞は、加齢や病気でその数が減ります。とくに60歳を過ぎると運動神経の細胞数が減少します。筋線維と同様に速い神経と遅い神経とがありますが、加齢で減少しやすいのは筋線維の場合と似て速い神経です。さらに加齢によって神経と筋肉の接合部（神経筋シナプス）の変化が生じ、筋肉量や筋力低下の過程で、比較的初期に認められます。

運動神経からの刺激は、この接合部を経て骨格筋線維に伝達されるので、神経細胞の減少と接合部の変化の両方により、筋肉は萎縮し、速い神経が脱落しやすく、そのうえ、筋線維もⅡ型筋線維（速筋線維）のほうが早く減少するため、瞬発力が落ち、動作が鈍くなるわけです。

3. 筋タンパク合成能の低下

筋タンパク合成のメカニズムではアミノ酸（とくにロイシンなど）、インスリン、運動が重要です。若いときには、少ないアミノ酸摂取量でも筋タンパクが合成されますが、高齢になると十分な量のアミノ酸が供給されないと合成が促進されません。これについては後で詳しく述べます。筋肉では心筋を除いてミトコンドリアDNAの数が加齢とともに減少し、酸化ストレスによりミトコンドリアの損傷も生じ、修復が困難となります。ミトコンドリアはタンパクの合成にも関与しています。神経筋接合にもミトコンドリアが存在しますが、この数も加齢によって減少し、あるいは変性します。

4. タンパク質摂取不足

高齢になると筋肉量を維持するのに必要なタンパク質を摂取できないことが少なくありません。筋肉代謝は必須アミノ酸の供給により改善するので、適正な量の栄養供給が筋肉量の維持には欠かせません。具体的な必要量については後で述べます。

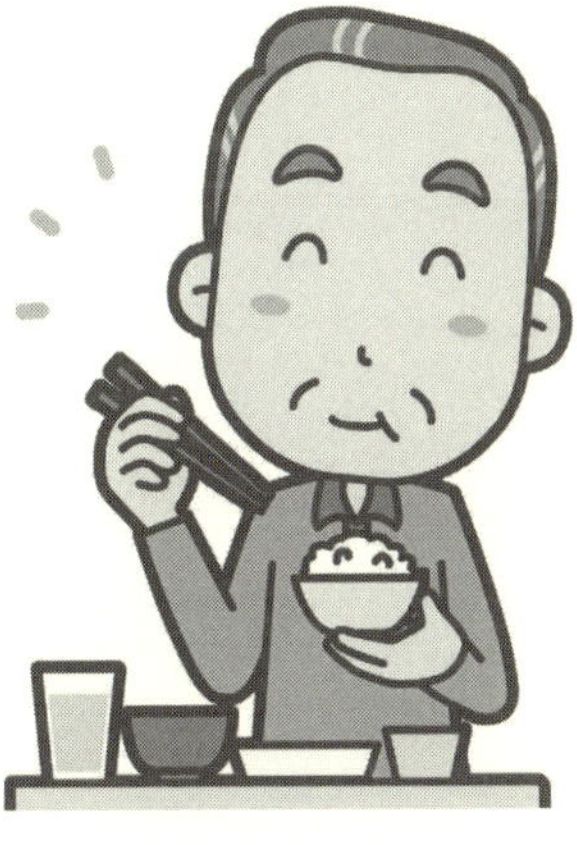

5. ビタミンD不足

筋肉にはビタミンDの受容体（レセプター）があり、活性化したビタミンDが直接作用します。ビタミンDが不足すると、とくに速筋が萎縮して転倒しやすくなります。反射的動作ができなくなり、つまずいたりした時に、とっさの動きができずに転倒します。佐藤ら（2002年）の高齢女性の研究によるとⅡ型筋線維（速筋）の直径はビタミンD濃度が不足している人はビタミンD濃度が充足している人に比べて1／2以下で、筋肉萎縮を招くことがわかります。ビタミンDは筋肉の受容体と結合するとタンパク質合成や筋収縮力を増強する作用のあることが証明されています（カーギスら、2013年）。

6. 液性因子（ホルモン異常等）の関与

男性ホルモンのテストステロンの遊離型は筋肉量と相関し、73〜94歳にかけて1年に3％ずつ低下するとされています。脂肪組織から分泌されるレプチン濃度は筋肉量と逆相関し、レプチンを介して食欲を低下させている可能性があります。高齢男性にテストステロンを補充した場合の研究はいずれも筋肉量の増加につながっていますが、筋力増加作用、身体活動改善作用に関しては効果を認めない報告が多いようです。女性でも閉経前後にテストステロンの遊離型の濃度が低下しますが、補充療法がよいのかどうかはわかっていません。また、高齢女性に女性ホルモン（エストロゲン）補充療法を行ってもサルコペニアの予防にはならないようです（チニーら、2003年）。

副腎皮質や精巣から分泌されるホルモン、デヒドロエピアンドロステロン（ＤＨＥＡ）の遊離型は20歳頃から加齢とともに1年に1％ずつ低下し、80歳を超えると低下速度が早まります。ＤＨＥＡの大量連続短期投与で体脂肪量の減少という報告や少量連続投与では筋肉タンパク合成能や筋力に影響を与えないという報告がありますが、大量投与と筋肉トレーニングの併用がサルコペニアの予防効果に必要であるとの報告もあります（リーら、2003年）。

成長ホルモンとインスリン様成長ホルモン（IGF－1）両方の濃度は加齢とともに減少し、筋肉量減少および体脂肪増加と相関しますが、このようなホルモンを投与した場合、筋肉タンパク合成能や筋力を増加する効果があるのかどうかは明らかではありません。

免疫反応を調整するホルモン様の低分子タンパクのサイトカインで炎症に関与する炎症性サイトカインには、インターロイキン1（IL－1）、インターロイキン6（IL－6）、腫瘍壊死因子－α（TNF－α）などがあり、筋肉の異化を促進するほか、食欲低下作用もあります。加齢により、これらの炎症性サイトカインが上昇するとされ、食欲も低下します。適度な筋肉トレーニングは炎症性サイトカインを減少させて、サルコペニアの進展を抑制する可能性が示唆されています。フラミンガム心臓研究でも女性のサルコペニアとIL－6濃度とが相関することが報告されており、サルコペニアと炎症性サイトカインの関係が注目されています。

7. 活性酸素

人間は酸素を利用しているため体内でさまざまな種類の活性酸素が生じます。外からは光や放射線、大気汚染、タバコなどが体内に侵入し、活性酸素を作り出します。また、炎症やストレスも活性酸素の発生源になります。これらはいわば産業廃棄物のようなもので、通常の酸素に比べて強い反応性を有するため、細胞のＤＮＡに損傷を与えたり、細胞内のタンパク質の産生を低下させます。

8. 循環器、呼吸器系の機能低下

筋肉の血流には心臓、血管、肺臓などが関係しており、いずれの障害でも血流の低下を招き、筋肉の活動を低下させます。これらの臓器や組織は適度の運動により酸素摂取量やミトコンドリア酵素活性を増加させるので、サルコペニアの進行を抑制できる可能性があります。

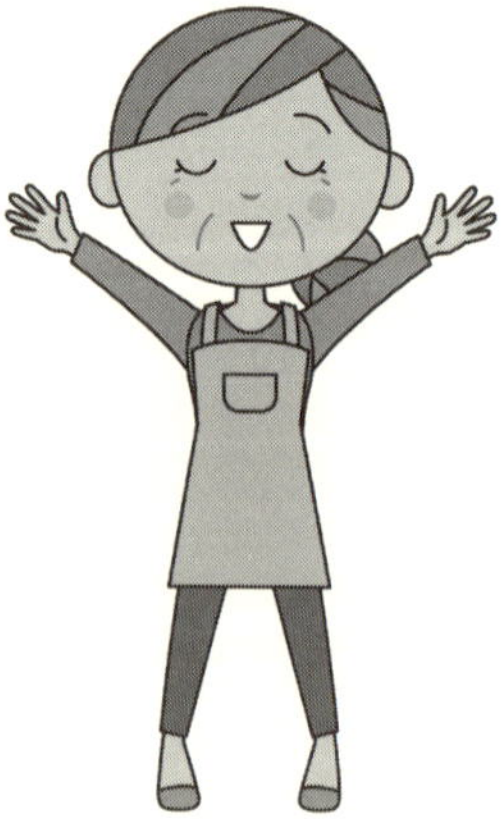

第三章

サルコペニアと生活習慣病等の関係

サルコペニアの発症、進展には加齢のほかにさまざまな病気が関与し、あるいは、サルコペニアがこれらの病気の進展に影響を与える場合があるので、その点でも注意が必要です。

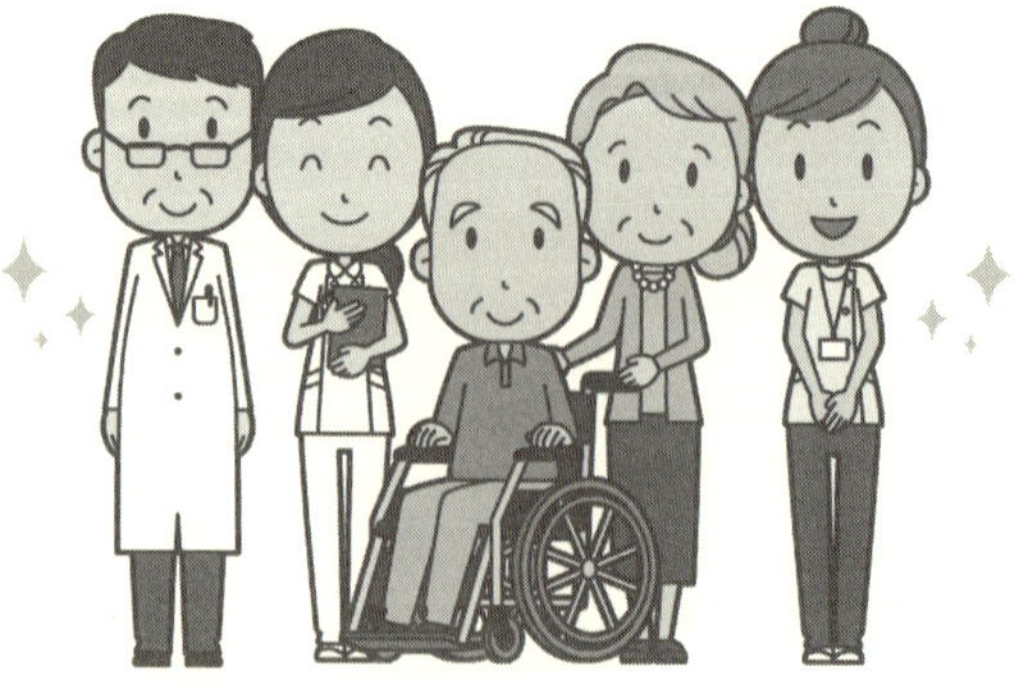

1．肥満（サルコペニア肥満）

加齢で筋量減少と体脂肪増加が起こります（ジャクソンら、2012年、図12）。除脂肪量（筋肉量）増加は40歳頃までで、その後、減少しますが、体脂肪量の増加が加わり、サルコペニアとして気づかれない場合もあります。このサルコペニア肥満は60歳以上で増えはじめ、70歳以上でより多くなります（田辺解ら、2012年、図13）。70歳以上ではサルコペニアとサルコペニア肥満は50％を超えており、対策上問題です。

高齢者でサルコペニア肥満群、サルコペニア群、肥満群、正常群の四群で歩行能力を6年間追跡した研究（ステンホルムら、2009年）では調査開始時点でも六年目でも、サルコペニア肥満群で歩行速度が他群に比べて有意に低いことが示されました。この現象は80歳未満の人に特徴的でしたが、80歳以上ではむしろ、サルコペニアの進行、またはBMIの減少の程度に依存しているようです。前述の田辺解らの研究でもサルコペニア肥満群は有意に歩行能力低下が著しい結果になっています（図14）。

高ウエスト周囲径と高ウエスト／ヒップ比の肥満マーカーは死亡増加と関連し（ワナメ

図 12　男性における加齢による体重と体脂肪量、除脂肪量の変化（ジャクソンら）

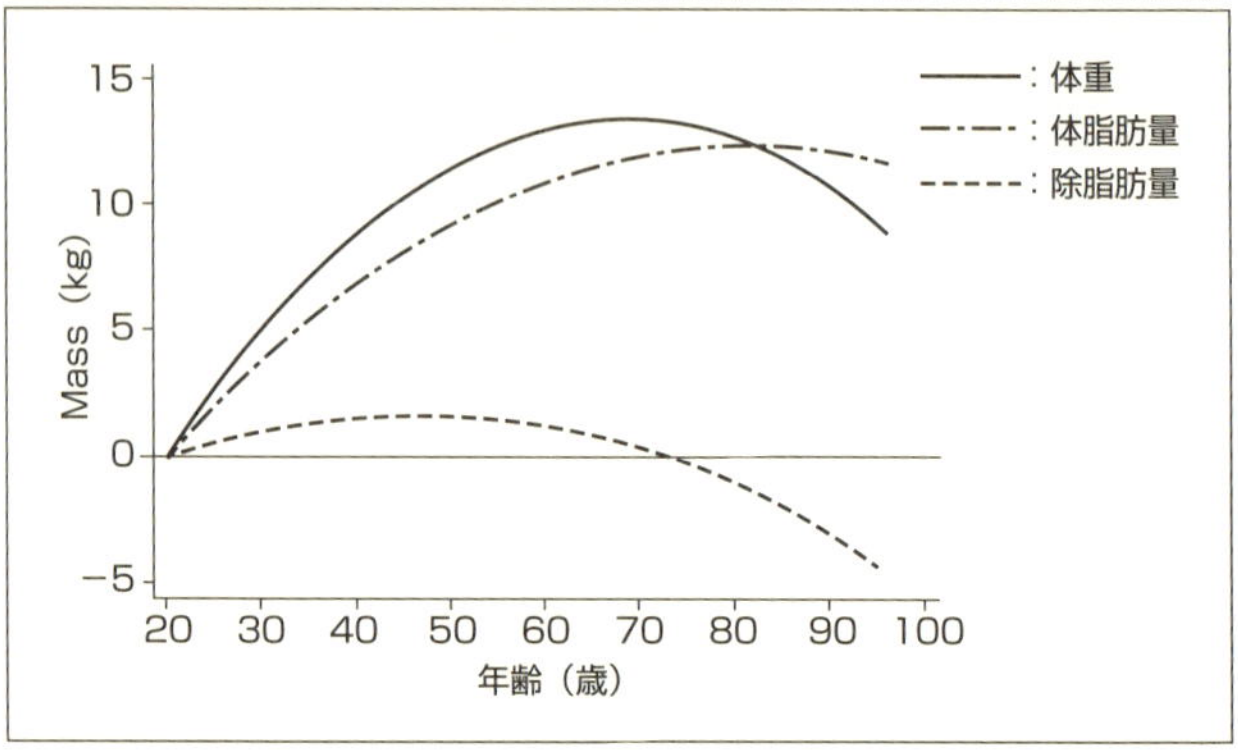

（Jackson AS et al. *Br J Nutr* 167：1085，2012 より）

図 13　性・年齢区分別にみたサルコペニア肥満の割合（田辺解ら）

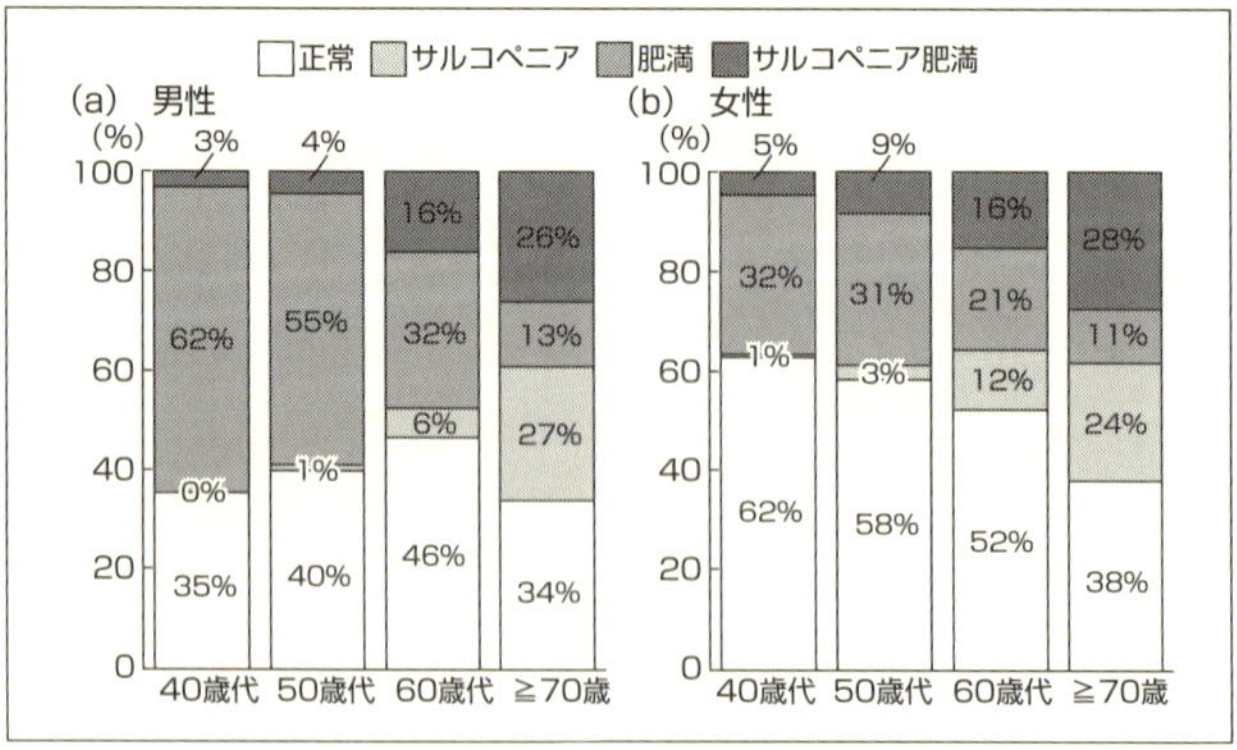

（田辺解 他 体育の科学 63（5）：359，2013 より）

図14 サルコペニア肥満と歩行能力の関係（田辺解ら）

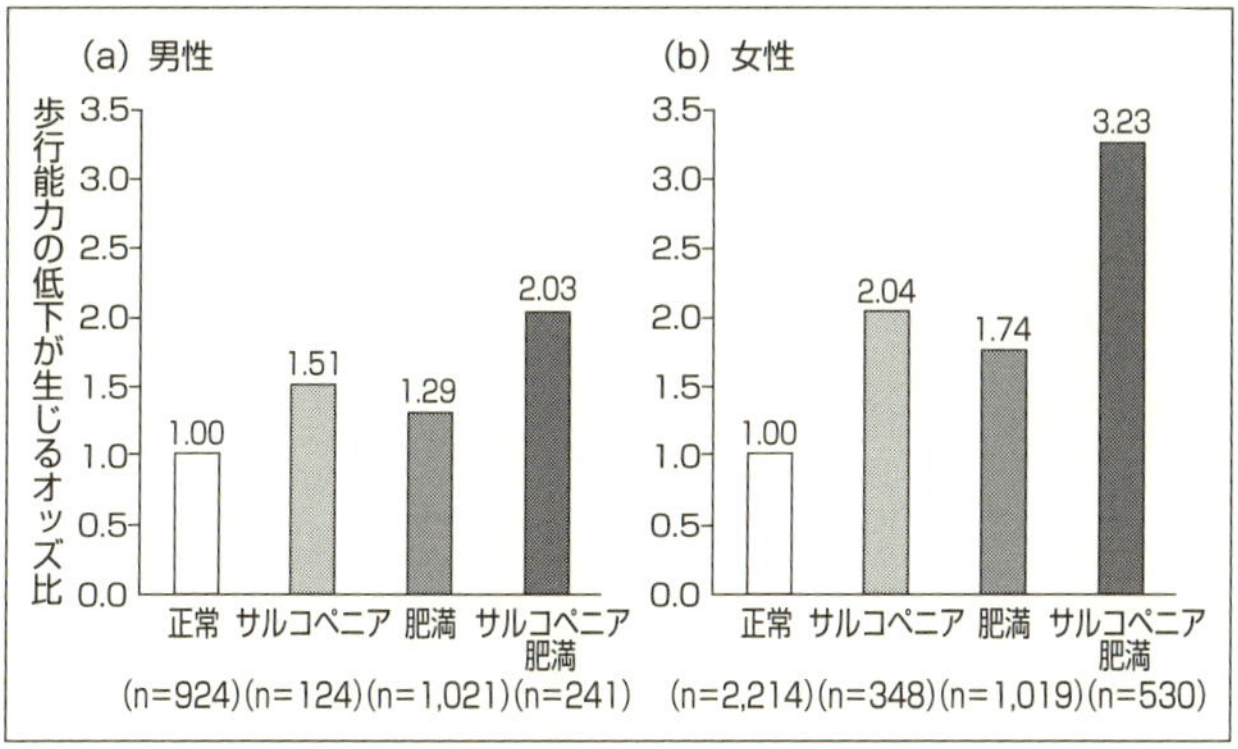

（田辺解 他 体育の科学 63（5）：359, 2013 より）

シーら、２００７年）、筋肉量の減少と中心性脂肪（内臓脂肪）の増加が高齢者の死亡に関与しています。高齢者のサルコペニアと肥満とは肥満に関連した炎症が加齢とともに生じるサルコペニアを導く上で重要なリスクとなっています。

サルコペニア肥満（ハーバーら、１９９６年）という病態がいわれ出しましたが、診断基準は不明な点が多いようです。葛谷雅文（２０１４年）は定義を**（表４）**のように示していますが、一般には体脂肪率を用いることを推奨し、基準値としては男性25％、女性30％が適切であるとしています。サルコペニア肥満の発症として、プラドら（２０１２年）は、

①　正常体重から主に筋肉量低下により体重

表4　サルコペニア肥満のさまざまな定義（葛谷雅文）

		Baumgartner	Davsion ら	Zoico ら	Bouchard ら	Levine ら	Kim ら	Ochi ら
国		アメリカ	アメリカ	イタリア	カナダ	アメリカ	韓国	日本
サルコペニア	筋量測定法	DXA	BIA	DXA	DXA	DXA	DXA	CT
	筋肉量指標	SMI	総骨格筋 /㎡	総骨格筋 /㎡	SMI	ASM × 100/ 体重	SMI	CSA/ 体重
	定義	SMI ＜ 2SD	5 分位階級の最下位ならびに第Ⅱ階級	5 分位階級の最下位ならびに第Ⅱ階級	SMI ＜ 2SD	ASM × 100/ 体重＜ 2SD	SMI ＜ 2SD	CSA/ 体重 ＜ 1SD
	男性	＜ 7.26kg/㎡	＜ 9.12kg/㎡	−	＜ 8.51kg/㎡	＜ 25.7%	＜ 6.58kg/㎡	−
	女性	＜ 5.45kg/㎡	＜ 6.53kg/㎡	＜ 5.7kg/㎡	＜ 6.29kg/㎡	＜ 19.4%	＜ 4.59kg/㎡	−
肥満	定義	体脂肪率	体脂肪率	体脂肪率	体脂肪率	ウエスト周囲長	ウエスト周囲長	内臓脂肪面積
	男性	＞ 27%	＞ 37.16%	−	≧ 28%	＞ 102cm	≧ 90cm	＞ 100㎠
	女性	＞ 38%	＞ 40.01%	＞ 42.9%	≧ 35%	＞ 88cm	≧ 85cm	

ASM：四肢骨格筋量（appendicular skeletal muscle mass），SD：標準偏差（standard deviation，若年者～成人の平均値より求めている），CSA：大腿筋横断面積（femoral quadriceps muscle cross-sectional area at the mid thigh）

（葛谷雅文 日本医師会雑誌 143：72，2014 より）

図 15 サルコペニアおよび肥満の有無と血中ビタミン D 濃度（25（OH）D）（キムら、一部改変）

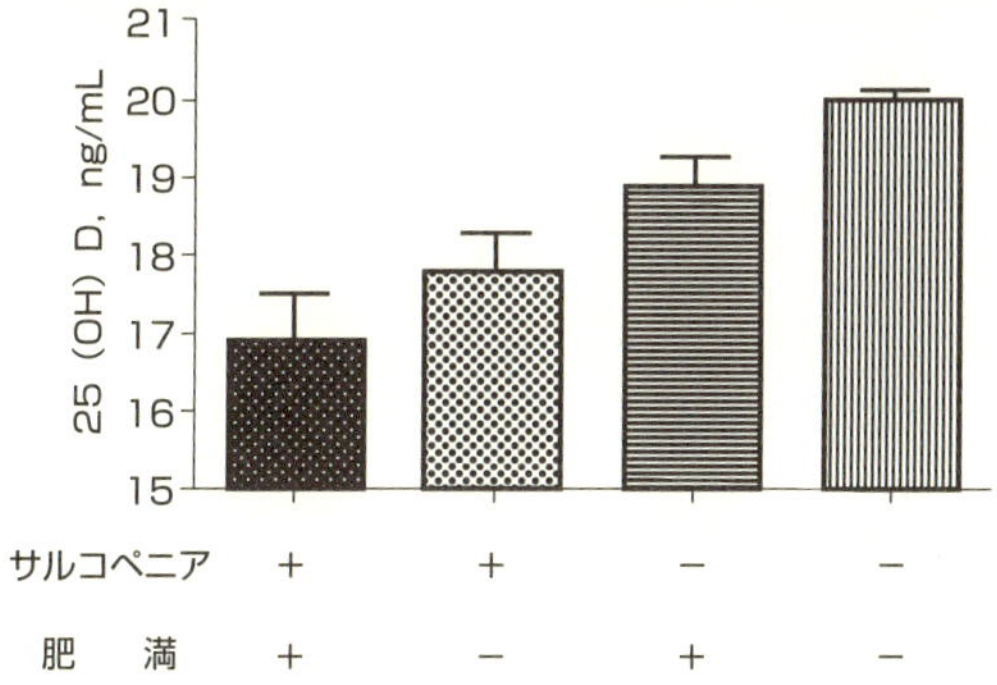

（Kim H K et al. *J Clin Endocrinol Metab* 96：3250, 2011 より）

が減少する場合（栄養過多）

② 肥満から主に筋肉量低下により体重が減少する場合（低栄養と肥満）

を想定しています。

サルコペニア肥満に対する治療も運動と栄養ですが、筋肉量を減少させない程度のエネルギー制限が大事です。ビラレアルら（2011年）は高齢肥満に対して、一日必要エネルギー量より500～750キロカロリーを制限し、運動を併用して身体機能の改善と体重減少（10％）が得られています。韓国のデータ（キムら、2011年）ではサルコペニア肥満、サルコペニアで血中ビタミンD濃度が低く、とくに前者が著しく（**図15**）、ビタミンD値は脂肪量と負の相関、筋肉量とは正の相関を示しており、ビタミンDの補充が必要です。

ジューツら（2014年）はサルコペニア肥満の臨体管理として、

① 筋肉量を減少させないような摂取量減量
② 食事によるタンパク摂取量の増加
③ 筋肉量増加のためのレジスタンス運動と有酸素運動

を強調しています。

マソンら（2013年）は、肥満女性を対照群、運動群、食事群、運動と食事群に分け、サルコペニア肥満の改善効果を検討しています。適切な歩行または自転車こぎ、総エネルギーの制限と脂肪摂取比率を30％未満とし、その結果、四肢筋肉量の維持には運動群、運動と食事群（特に後者で）が有効でした。減量と筋肉量維持のためには有酸素運動が必要でした。

2. メタボリックシンドローム（メタボ）

近年、糖尿病や高血圧、脳心血管病などの生活習慣病のリスク因子として、メタボリックシンドロームが注目されています。

日本におけるメタボリックシンドロームの診断基準（**表5**）は、内臓脂肪の蓄積を重視し、脂質異常症、高血圧、空腹時高血糖が含まれ、心血管病や肝腎疾患などのリスクを高めます。加齢とともに進行するメタボとサルコペニアは互いに助長しあい、マイナスの連鎖を起こす可能性が考えられています。

バークら（2014年）はメタボ罹患率は肥満だけより、サルコペニア肥満のほうが有意に高いことを報告し、リムら（2010年）も、サルコペニア肥満および、サルコペニアのみで、メタボ罹患率が健康人のそれぞれ5・5倍、2・6倍高いとしています。

表5　日本のメタボリック・シンドロームの診断基準

内臓脂肪（腹腔内脂肪）蓄積	
ウエスト周囲径	男性≧85cm 女性≧90cm
（内臓脂肪面積　男女共≧100㎠に相当）	
上記に加え以下のうち2項目以上	
高TG血症	≧150mg/dl
かつ／または	
低HDL-C血症	＜40mg/dl
収縮期血圧	≧130mmHg
かつ／または	
拡張期血圧	≧85mmHg
空腹時血糖	≧110mg/dl

注：TG　トリグリセリド（中性脂肪）．HDL-C　高比重リポタンパク質に含まれるコレステロール．俗に善玉コレステロールと言われ，これが低値であると動脈硬化が起こりやすい

（日本内科学会雑誌 94：794，2005 より）

3. 慢性閉塞性肺疾患（COPD）

ＣＯＰＤはタバコの煙を主とする有害物質を吸入曝露して生じた肺の炎症性疾患で、息切れ、咳、痰が主症状です。日本人の70歳以上で17・4％が発症していますが、診断されていない人も多いようです。肺にとどまらず、骨格筋量、筋力、身体機能の低下が全身に進行し、サルコペニア、心臓病、糖尿病、メタボ、骨粗鬆症など全身の合併症を生じます。筋肉量減少を伴って呼吸機能、運動能、ＱＯＬの低下につながります。セイモアら（２０１０年）はＣＯＰＤの１／３に大腿四頭筋の筋力低下がみられ、中等度以下でも１／４にみられると報告しています。

ＣＯＰＤでサルコペニアを起こす機序は、つぎのように考えられます。

① 食事量（摂取カロリー量）と消費カロリー量（呼吸障害のため必要エネルギーが増大）のアンバランス
② 筋肉タンパクの異化と同化のアンバランス
③ 酸化ストレスの増大（活性酸素の増加と抗酸化物質の減少）

④　炎症亢進（炎症性サイトカイン、ＣＲＰの増加）
⑤　身体活動の低下

スワローら（２００７年）は、ＣＯＰＤ患者の大腿四頭筋の筋力低下例では生存率が低く、予後の上で大腿四頭筋の筋力が重要であることを示しています。

ＣＯＰＤでのサルコペニアの治療は包括的な呼吸リハビリであり、下肢筋中心の運動、栄養（タンパク質の強化、魚油由来のＥＰＡ、ＤＨＡ）などがあげられます。

4. 慢性腎臓病（CKD）

日本の慢性腎臓病患者は約1330万人と推計されています。透析患者も高齢化し、透析導入も、男女とも75～79歳が最も多くなっています。透析患者では貧血、骨格筋減少、筋力低下、運動機能低下、そして活動量、QOLの低下が認められます。末期腎不全になる前に心血管合併症で死亡する例が多く、透析患者でも死因の第一位は心不全です。

慢性腎臓病での栄養障害はPEW（Protein energy wasting）と総称され、タンパク質とエネルギー源（体タンパクと体脂肪）の蓄積が減少した状態を示しており、国際腎栄養代謝学会での診断基準（**表6**）があり、生化学的検査、体格検査、筋肉量、食事摂取量の四つの中、該当するものが少なくとも三つ以上ある場合をPEWと診断します。この中に筋肉量の減少が入っており、サルコペニアは重要な栄養指導の対象になっています。

慢性腎臓病（とくに透析）でのサルコペニアは十分に検討されていません。その理由として測定困難があげられます。透析例では正確に測定するには透析後の測定（透析で体重が変動する）が必要です。透析患者では男性で78・4％、女性で85・7％で四肢筋肉量減

表6　CKDにおけるPEWの診断基準

診断基準
生化学的検査
血清アルブミン　< 3.8g/dL（Bromcresol Green法）
血清プレアルブミン（トランスサイレチン）　< 30mg/dL
（ただし，維持透析患者のみ．CKDステージ2〜5の患者ではGFR値により値が変動する可能性がある.）
血清総コレステロール　< 100mg/dL
体格検査
BMI < 23
意図しない体重減少：3ヵ月で5%以上または6ヵ月で10%以上
体脂肪率　< 10%
筋肉量
筋消耗：3ヵ月で5%以上または6ヵ月で10%以上の筋肉量の減少
上腕筋周囲面積の減少：基準値の50パーセンタイルに対して10%以上
Cr出現率
食事摂取量
意図しない食事性蛋白摂取量の低値：
維持透析患者：少なくとも2ヵ月間にわたり< 0.80g/kg/日
CKDステージ2〜5の患者：0.60g/kg/日
意図しない食事性エネルギー摂取量の低値：
少なくとも2ヵ月間にわたり< 25kcal/kg/日

上記の各カテゴリー中，1項目でも該当するカテゴリーが3つ以上ある場合はPEWと診断される

（Fonque D et al. *Kidney Int* 73：391，2008より）

少が認められ、とくに糖尿病性腎症では高度でした（加藤明彦ら、2014年）。

慢性腎臓病でサルコペニアを起こす原因はさまざまで（ファール、2014年、**表7**）全身性の炎症（1）、尿毒症（8〜11）、内分泌異常（4〜6）、代謝異常（8）、運動不足（3）、栄養不足（7〜12）などがあります。

透析例では透析による

表7 CKD患者における骨格筋減少の原因（ファール）

1. 炎症性サイトカインの増加
2. 筋蛋白の合成・分解のアンバランス
3. 身体活動量の低下（不活動）
4. 性ホルモン（テストステロン，エストロゲン）の減少
5. 成長ホルモンやIGF－Ⅰに対する筋肉の反応性低下
6. インスリン抵抗性
7. 活性型ビタミンDの低下
8. 代謝性アシドーシス
9. ミオスタチンの過剰発現
10. 筋肉内アンジオテンシンⅡの増加
11. サテライト細胞の減少，機能低下
12. 食欲低下による栄養摂取量の不足（とくに蛋白質）

（Fahal IH Nephrol Dial Transplant 29：1655，2014より）

表8 腎不全透析患者における運動療法の効果

1. 最大酸素摂取量の増加
2. 左心室収縮能の亢進（安静時・運動時）
3. 心臓副交感神経系の活性化
4. 心臓交感神経過緊張の改善
5. PEWの改善
6. 貧血の改善
7. 睡眠の質の改善
8. 不安・うつ・QOLの改善
9. ADLの改善
10. 前腕静脈サイズの増加（とくに等張性運動による）
11. 透析効率の改善
12. 死亡率の低下

（上月正博 内科 116（6）：941，2015より）

表9　CKD患者に推奨される運動療法（アメリカスポーツ医学会）

頻度	有酸素運動：3～5日/wk　レジスタンス運動：2～3日/wk
強度	有酸素運動：中等度（酸素摂取予備能の40～60%，ボルグ指数6～20点） レジスタンス運動：中等度（最大挙上重量の60～75%）
時間	有酸素運動：持続的な有酸素運動で20～60分（耐えられなければ10分間の間欠的運動を計20～60分/day） レジスタンス運動：10～15回反復で1セット，耐容能と時間に応じて何セットでも行ってよい
種類	有酸素運動：ウォーキング，サイクリング　レジスタンス運動：マシンあるいはフリーウエイト，大腿筋を動かすための運動8～10種類を選ぶ
血液透析患者への配慮	透析直後は行うべきでないが，透析をしない日は実施してよい 透析中に行う場合，低血圧を避けるため，透析の前半に行う 心拍数は信頼度が低いため，主観的作業強度を用いる シャント部に体重をかけないかぎり上肢運動は行う
腹膜透析患者への配慮	透析液を腹腔内に貯留した状態で効果が思わしくない場合は，排液してから行う

（アメリカスポーツ医学会 2011）

栄養（とくにアミノ酸、タンパク質）のそう失も加わります。

慢性腎臓病におけるサルコペニアの予防、治療には運動、栄養、薬物療法があります。腎臓リハビリテーションの中心である運動療法は多くの効果が認められています（上月正博、２０１２年、**表8**）。アメリカのスポーツ医学会のガイドライン（２０１１年、**表9**）では、ウォーキングなどの有酸素運動を週3～5回、筋肉トレーニングなどのレジスタンス運動を週2～3回行うよう推奨しています。透析患者では非透析日に、透析日には透析前または透析中（低血圧を避けるため）に行います。時間は2時間以内です。透析を受けていない保存期では、疲労を起こさないくらいの運動が推奨されており、腎機能を改善するという報告が得られています。透析導入の回避や、先延ばしができます。

透析では経時的に筋肉量が減少するので、十分な透析量を確保することが、サルコペニア予防に関連する可能性があります。

栄養療法では十分なエネルギー摂取と筋肉合成のための良質なタンパク質、アミノ酸（ロイシンなどの必須アミノ酸）、ビタミンD、カルシウムの摂取が必要で、エネルギー不足は体内タンパク質がエネルギー源として分解利用されるので、尿素（窒素）増加により腎障害が悪化してしまいます。

タンパク質摂取量と骨格筋量減少率に関しては0・9グラム／キログラム体重／日未満のタンパク質摂取で有意に骨格筋量の減少がみられています（ヒューストンら、2008年）。

慢性腎臓病では摂取タンパク質やアミノ酸が筋タンパク合成に利用されにくいので、刺激因子として運動との組み合わせが大事です。運動なしでは体脂肪として蓄積されてしまいます。透析患者で透析前の運動と透析開始後の経腸栄養剤補給や高カロリー輸液で筋タンパクのバランスがプラスになることが報告されていますが、この効果が下肢筋肉量と相関しないという報告（トングら、2010年）もあり、非透析日も含めた運動プラス栄養が重要のようです。

薬物療法としては、タンパク同化ホルモン（メテノロン酢酸エステル）が慢性腎臓病による著しい消耗状態に対して適応があり、透析患者の骨格筋量が増加したという報告（スパシンズら、2013年）がありますが、肝障害、男性化の副作用があり、前立腺ガンのある人には禁忌です。

5．肝臓病

慢性肝疾患の進行とともに骨格筋量の減少が進行し、肝硬変の予後因子となります。発生要因は肝疾患での栄養障害、分岐鎖アミノ酸の低下、運動能低下、肝臓由来の液性因子などが考えられます。肝硬変になると肝臓でのエネルギー産生能低下により、安静時エネルギー消費量増大やグリコーゲン貯蔵量低下が生じ、約90％に栄養障害がみられます。糖代謝保持のため、筋肉からアミノ酸、グリコーゲンが供給されるので、骨格筋崩壊が進行し、肝臓のアンモニア代謝低下で代謝基質の分岐鎖アミノ酸の消費および血中濃度低下が生じ、筋肉維持不能により、サルコペニアの進行をもたらします。

最近、肝筋連関が注目され、肝臓と筋肉が互いに影響しあっていることが明らかになりました。肝臓のＩＧＦ－１（インスリン様成長因子１）は肝機能低下とともに減少する筋肉栄養因子で、その低下がサルコペニア進行の一因と考えられます。

肝機能低下はサルコペニア進行を促進し、後者は予後因子と考えられています。

肝臓病でサルコペニア治療が生存予後を改善するという報告はありませんが、運動と栄養は必要と考えられます。有望なのは分岐鎖アミノ酸の投与で、運動との併用が必要です。日本ではC型肝炎患者の高齢化がみられ、肝硬変、肝ガン発症へとつながるため、サルコペニアへの対処は重要な課題です。

さらにはメタボに伴うことが多い非アルコール性脂肪肝炎は最近増加しており、肥満およびサルコペニア肥満に注意する必要があります。

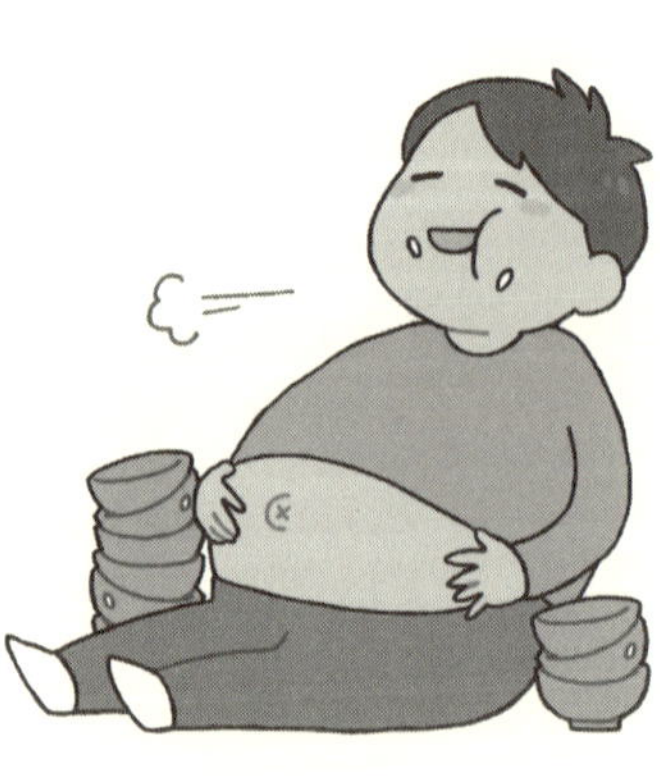

6. 糖尿病

糖尿病の場合、筋肉はインスリンが働く臓器であるため、筋肉減少はインスリン抵抗性につながる可能性があり、筋力低下で活動量が低下すると、インスリン抵抗性を増し、血糖が上昇します。インスリン抵抗性とは細胞、臓器、個体レベルでインスリンのさまざまな作用を得るのに通常量以上を必要とする状態で、インスリンそのものが存在しても、インスリン作用が量として予期されるほどに現れない、つまり、インスリンの感受性の低下、作用不足を意味します（図16）。肥満や糖尿病では筋肉内に脂肪がたまり、インスリン抵抗性が高くなります。サルコペニアも同様の抵抗性を生じます。

糖尿病の成因としてはつぎのような原因が考えられます。

① 膵臓からのインスリンの分泌不足

② インスリンの標的細胞（肝臓、骨格筋、脂肪細胞など）での糖のとりこみや放出抑制に対するインスリン抵抗性

糖尿病では下肢の筋量、筋力、身体能力が低下しやすく、サルコペニアを起こしやすく

図 16　適切な食事療法・運動療法（A）とエネルギー過剰摂取と運動不足（B）

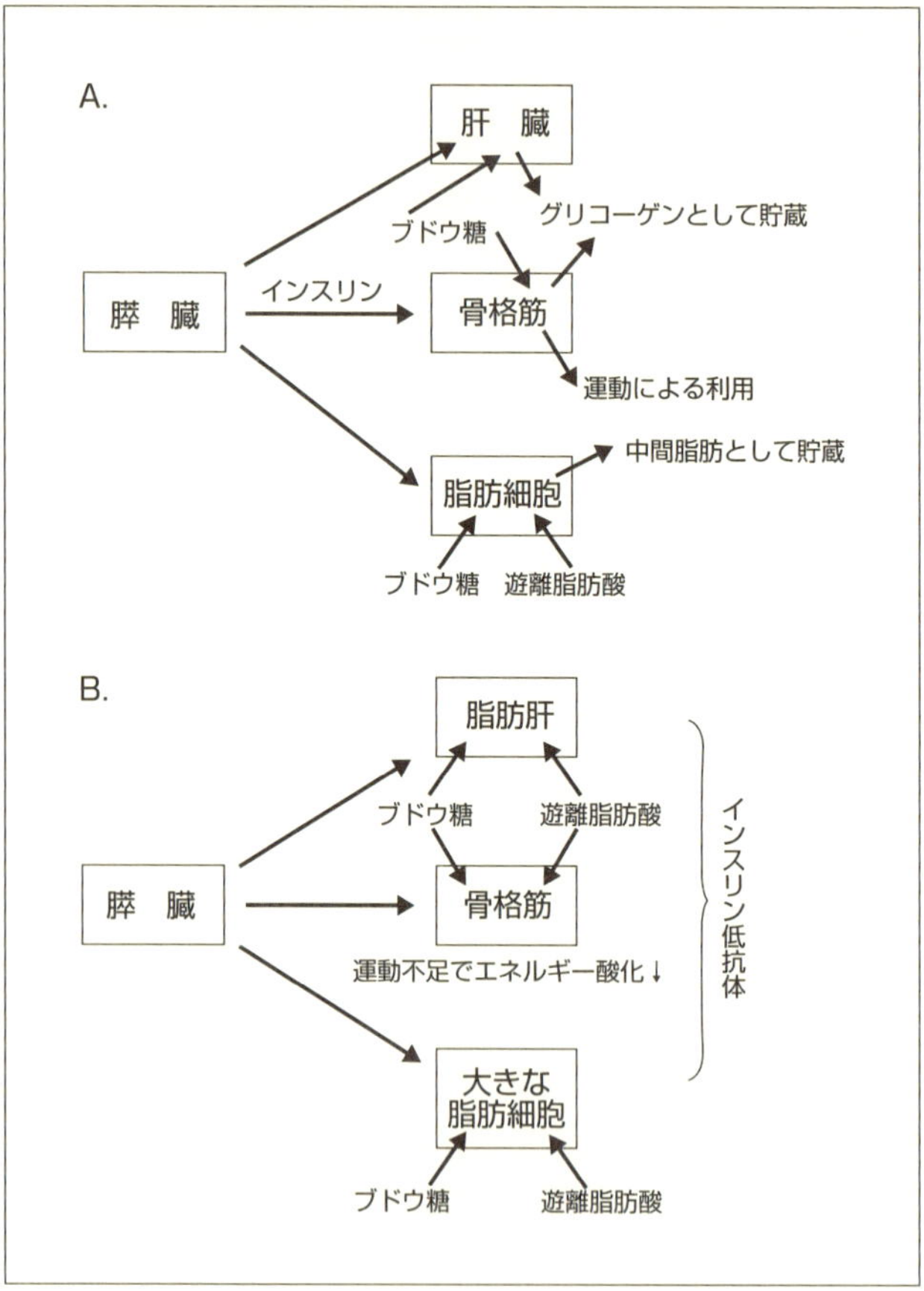

（著者作成）

図 17 未治療の糖尿病とインスリン抵抗性改善薬投与での下肢除脂肪量変化%

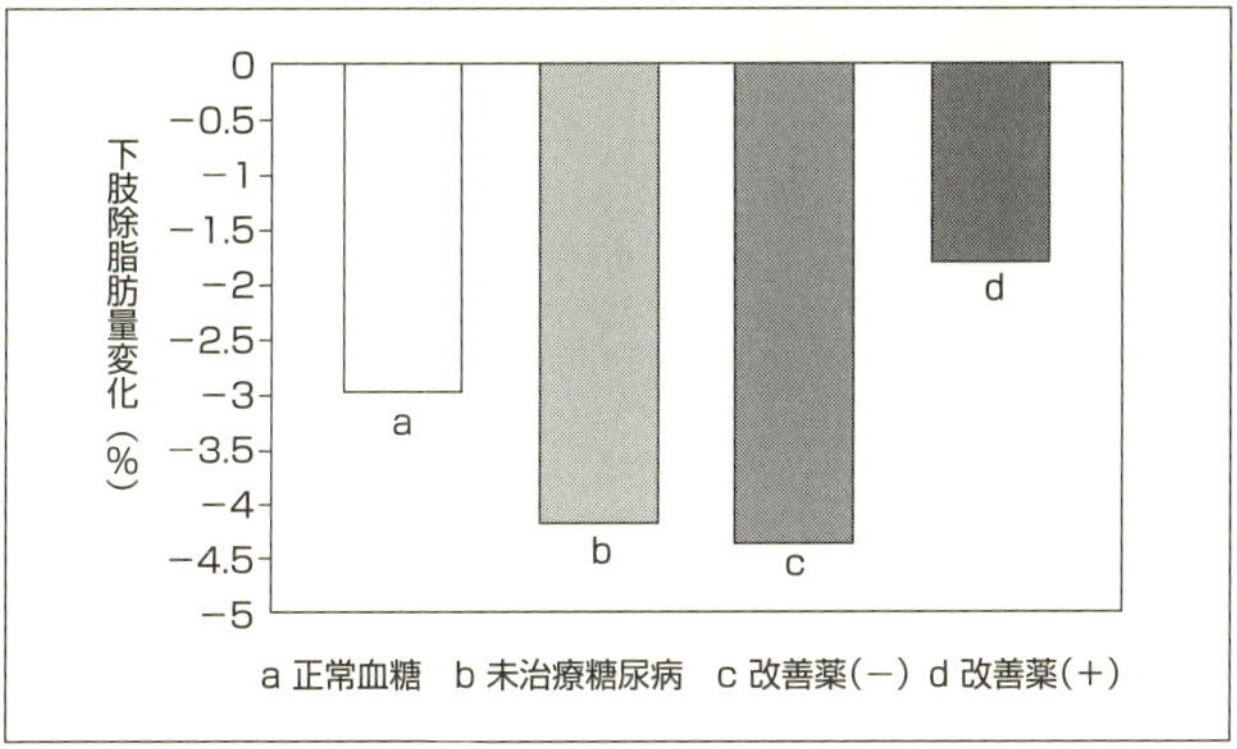

（Lee C G et al. Diabetes Care 34：2381，2011 より）

なります。高血糖、インスリン抵抗性、神経障害が要因で、肥満（サルコペニア肥満）も合併しやすくなります。糖尿病の有無でのサルコペニア発症の比較試験（パークら、２００９年）では、高齢者で３年間追跡し、糖尿病のある者のほうが下肢筋量、筋力とも減少していることがわかりました。同様の比較試験（キムら、２０１０年）でも糖尿病患者のほうがサルコペニアは３倍以上発症しています。リーら（２０１１年）も、３年半の追跡での筋肉量の比較で糖尿病患者のほうが減少し（図17）、インスリン抵抗性改善薬の投与で筋肉量減少が防止できたことを報告しています。

　高齢者糖尿病ではとくに身体能力、下肢

機能が低下し、3年間の追跡では血糖コントロールが良好な群は不良群と比べて下肢機能が維持されています（ワングら、2011年）。

高齢糖尿病患者の筋力低下の原因の一つに合併症の末梢神経障害が関与して筋線維密度の減少を来すといわれ、さらにビタミンD低下がインスリン抵抗性増強、筋力低下に関係しているようです。梅垣宏之（2015年）は、糖尿病のかなり早い時期から高血糖関連の筋力低下が起こり、神経障害により加速すると考え、運動、食事の介入によりサルコペニアの進行を防止し、血糖降下薬などもサルコペニアの進行、ADL低下、身体活動低下を防ぐ可能性があるとしています。従って、糖尿病では早期にサルコペニアの発症を防止する必要がありますが、運動、アミノ酸、ビタミンD、そしてインスリン抵抗性改善薬が有用です。

有酸素運動と筋トレの併用はヘモグロビンA1c、ウエスト、体脂肪量の減少を来たし（テイモンシイら、2010年）、血糖コントロールとともに、サルコペニア予防に優れた効果が期待できます。サルコペニア、とくにサルコペニア肥満の糖尿病ではさまざまな運動の組み合わせと食事療法の併用（筋肉量が減らない程度の食事療法）が大事です。

7. 動脈硬化

サルコペニアの原因は、動脈硬化の原因と共通し、加齢、運動不足、炎症、酸化ストレス、インスリン抵抗性などがあげられます。小原克彦ら（２０１０年）は大腿筋横断面積と脈波伝播速度（心臓の拍動により大動脈に生じる振動が末梢に伝播していく速度。血管の硬さの指標で、動脈が硬化すると速くなる）と頸動脈内中膜肥厚（ＩＭＴ）との関係を調べ、男性で有意な負の相関を示し、動脈硬化が進むほど筋肉量が減少することを示しました。さらに小原克彦ら（２０１２年）は、サルコペニア肥満で脈波伝播速度が最も高いことを示しています。

サルコペニア（肥満）は動脈硬化、いいかえれば心血管病のリスクとなる可能性が考えられ、一方動脈硬化は運動能力を低下させるので、サルコペニアと共存しているだけでなく、互いに悪影響を及ぼしています。

8. 心臓病（心不全）

心臓は血液を送るポンプで、高血圧、狭心症、心筋梗塞、弁膜症、心筋症などによりポンプ機能に障害が起き、主要臓器へ血液が送られなくなる状態を心不全と呼びます。

慢性の心不全は5年ごとに9万人のペースで増加しており、高齢者では心血管病発症でＡＤＬはさらに低下します。安静が必要な心不全の患者ではより著しくなります。

回復期心臓リハビリの患者で、四肢骨格筋量、筋力は左心室の駆出率（左心室からの血液を押し出す力）とは相関を示さず（小幡裕明ら、２０１５年）、サルコペニアは加齢で増加しています。心臓リハビリを行っている患者のほうが、一般人と比べて筋量、筋力、身体機能低下を示し、サルコペニア有病率が上でした。しかも、歩行速度低下例は筋量、筋力の低下に比べて少なく、自立して歩けても筋量、筋力がすでに低下しているのです。独歩維持を第一として持久運動を含めた有酸素運動により、筋力、バランス機能、歩行速度の改善が得られています（小幡裕明ら、２０１５年）。今後も包括的心臓リハビリが重要になると思われます。

9. 脳卒中

脳卒中は寝たきりの原因の第一位で、多くは何らかの障害があり、さらに再発が約1／4を占め、脳卒中以外の心血管障害を起こすリスクも高いので、再発予防、他の合併症予防、全身の機能低下予防が大事になります。脳卒中後は多くの障害が残り、嚥下障害、排尿障害、うつ、認知症、骨粗鬆症の進行、体力低下、サルコペニアが起こりやすくなります。脳卒中患者ではとくに低体重者の死亡率が高く、ADL低下、再発率、施設入所率増加など機能予後が不良になります（デーナら、2013年）。活動量、運動量の低下に栄養状態低下が加わると筋肉の合成能低下が生じ、麻痺側だけでなく非麻痺側の筋肉の萎縮が進行します。さらに、健康人に比べ、脳卒中患者は2～4倍も大腿骨頸部骨折を発症します。全骨折の80％は麻痺側に起こり、さらにADLの自立していない高齢者の30％、施設入所高齢者の50％は少なくとも年に1回は転倒する（ラネマークら、1999年）といわれています。脳卒中後は再発予防のための治療とリハビリの継続が大事です。

10. 骨（骨粗鬆症）

筋肉量は、全身各部位の骨密度と正の相関を示し、筋肉量が多いと骨折リスクは低下しますが、脂肪量が多くなると、むしろ骨折リスクは高まる傾向があります。筋肉、骨、軟骨は共通した間葉系幹細胞から分化します。三つに影響を及ぼす共通因子として内分泌因子（成長ホルモン、テストステロンなど）、ビタミンD、遺伝因子、機械的因子があります。筋肉や腱は付着骨に機械的負荷を及ぼし、局所の骨形成を刺激して骨を強化します。

サルコペニアと骨粗鬆症はともに加齢により増加します。前述の共通関連因子が存在し、筋肉と骨の相互連携が想定されます。筋肉量と骨密度とは骨折リスクと関連し、筋力と骨密度とも相関し、筋量、筋力の増加は骨密度増加、骨折のリスク低下につながるとの多くの研究があります。しかし、筋量で骨密度を説明できる割合は20％以下とされており、サルコペニアでの骨量は筋量低下、筋力の低下とで別々に影響を受けているようで、筋肉と骨の関係は複雑です。さらにサルコペニア肥満のように脂肪組織増加は両者にも影響を与えています。即ち、脂肪細胞からのアディポサイトカイン増加や肥満による運動機能低下

図18 骨折とサルコペニアの合併率（飛田哲朗ら、年齢・性調整）

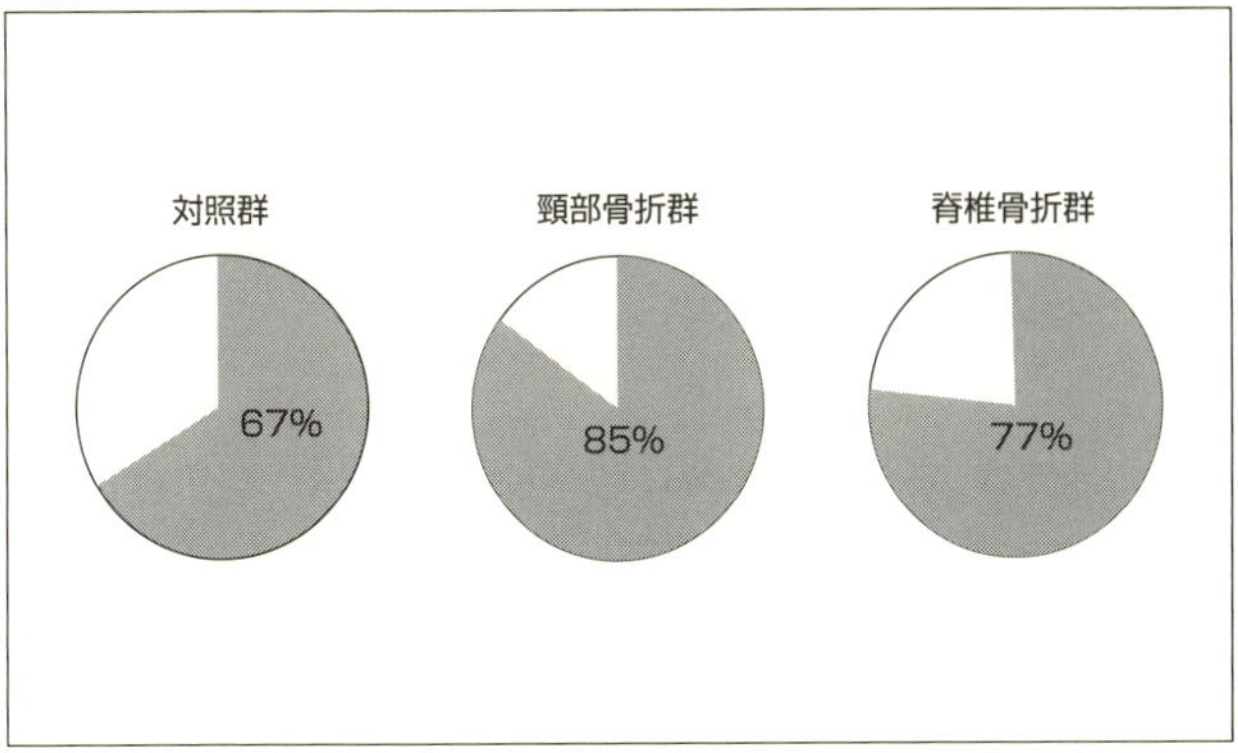

（飛田哲朗 他 Geriatric Medicine 48（2）：217，2010より）

が骨粗鬆症を増強することが注目されています。

サルコペニア合併症は骨粗鬆症性骨折例で高率に認められ（飛田哲朗ら、２０１０年）、高齢者での大腿骨頸部骨折、脊椎圧迫骨折、非骨折（対照）の三群でサルコペニア合併率は、非骨折患者でも67％と少なくありませんが、頸部骨折患者85％、脊椎圧迫骨折患者77％と有意に後二者で高率でした（図18）。サルコペニアと骨粗鬆症とは同時に起こることが多く、骨折を引き起こすので、サルコペニア予防と治療が骨粗鬆症性骨折の予防につながる可能性が考えられます。今後サルコペニアと骨粗鬆症の治療として栄養、運動、治療薬の開発などが期待されています。

11. 歯、嚥下障害

高齢化が進み、歯を治せば食物を飲み込める患者が減り、歯を治しても食物を飲みこめない患者が増え、義歯治療、そして筋力に対する治療が重要となりました。その背景にサルコペニアが存在しています。嚥下圧発生と食塊の移送は（図19）の通りです（糸田昌隆、2015年）。咀しゃく機能の低下原因としては、

① 口唇圧や頬圧の低下
② 食塊が口の中に残る
③ 咽頭収縮力の低下により食塊が咽頭部に残る

があげられ、①は口輪筋や頬筋などの筋力低下（サルコペニア）の可能性があり、全身を含めて局所の筋肉のレジスタンストレーニングと栄養管理が大切です。②は舌のサルコペニア、舌麻痺などの可能性があり、舌のストレッチ運動などで舌の筋力向上、可動範囲の拡大をはかることが必要であり、さらに舌と口蓋の接触関係を改善する方法（舌接触補助床）を用いることもあります。③は嚥下筋群（咽頭挙上筋、咽頭収縮筋、輪状咽頭筋な

図19 嚥下圧発生と食塊移送（糸田昌隆）

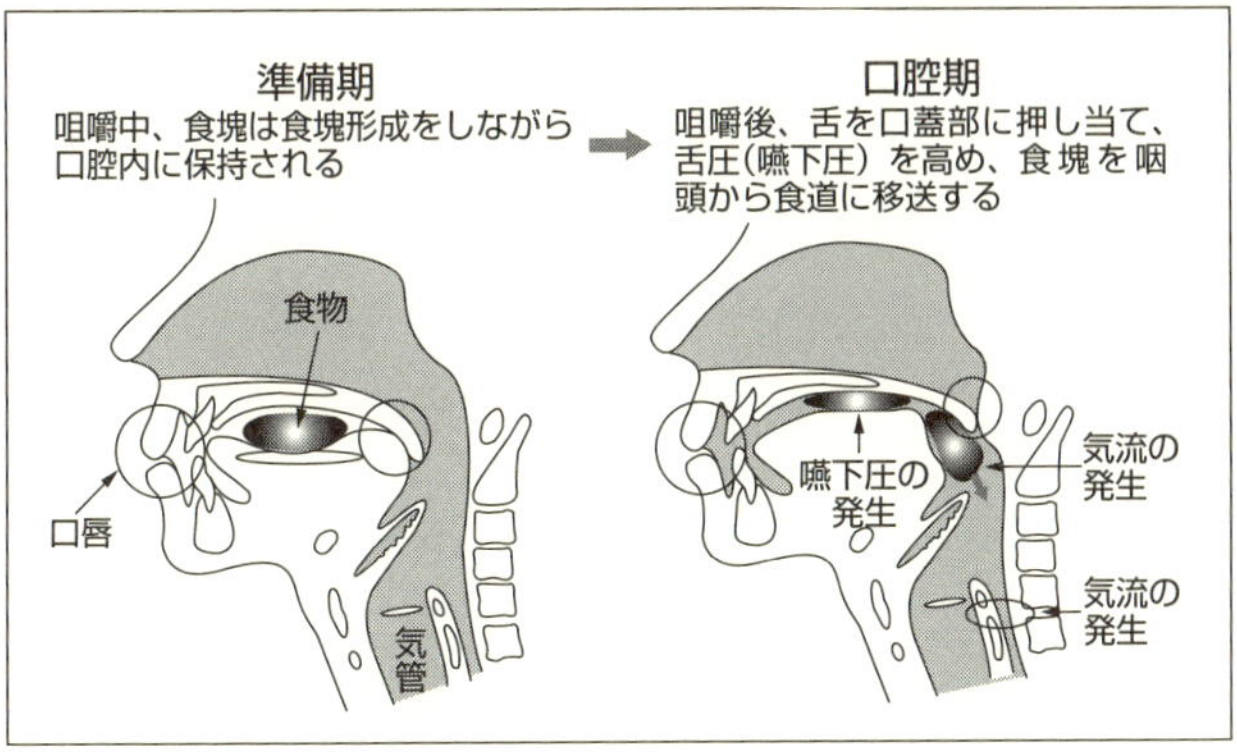
準備期
咀嚼中、食塊は食塊形成をしながら
口腔内に保持される
口腔期
咀嚼後、舌を口蓋部に押し当て、
舌圧（嚥下圧）を高め、食塊を咽
頭から食道に移送する
食物
口唇
気管
嚥下圧の
発生
気流の
発生
気流の
発生

（糸田昌隆 歯界展望 126（1）：32，2015より）

ど）の筋力低下（サルコペニア）によるもので、むせなどの症状を伴うことが多く、食事中のうなずき嚥下、水分または水ゼリーやお茶ゼリーを摂取させたり、舌前方保持の嚥下訓練を行います。①の咀しゃく機能の低下と②、③の嚥下機能の低下の両方がサルコペニアから起こっています。

このように全身とともに嚥下関連の筋肉のサルコペニアが生じると摂食障害を生じます。原因で最も多いのは脳卒中ですが、高齢化とともにサルコペニアによる嚥下障害が増加します。診断基準案として**（表10）**（若林秀隆、2014年）があります。

治療としては、

① 加齢による場合、レジスタンストレーニ

表10　サルコペニアの摂食嚥下障害診断基準案（若林秀隆）

第19回日本摂食・嚥下リハビリテーション学会のシンポジウムで提唱された診断基準案であり，今後変更する可能性がある。

① 摂食嚥下障害が存在している
② 全身のサルコペニアと診断されている（全身の筋肉量と筋肉の低下）
③ 画像検査（CT，MRI，超音波エコー）で嚥下筋のサルコペニアと診断されている
④ 摂食嚥下障害の原因として，サルコペニア以外の疾患が存在しない
⑤ 摂食嚥下障害の原因として，サルコペニアが主要因と考えられる（他に摂食嚥下障害の原因疾患：脳卒中，脳外傷，神経筋疾患，頭頸部がん，膠原病などが存在しても）

Definite diagnosis：①，②，③，④　（確実）
Probable diagnosis：①，②，④　（可能性大）
Possible diagnosis：①，②，⑤　（可能性あり）

（若林秀隆 *Clinical Calcium* 24（10）：81，2014より）

ングと分岐鎖アミノ酸を含む栄養摂取です。

トレーニングにはつぎのようなものがあります。

・頭部挙上訓練…仰臥位で爪先を見るように頭をあげる。

・舌筋力増強訓練…舌の先を上の歯の裏側の歯茎より1センチメートルくらい上に強く押しつける。

・嚥下おでこ体操…おでこに手を当てて抵抗を加え、おへそをのぞきこむように強く下を向く。

②不活動が原因の場合

不要な安静や禁食を避けて、四

図 20 食事動作での座位姿勢（A）と坐骨座り（B）（藤原大）

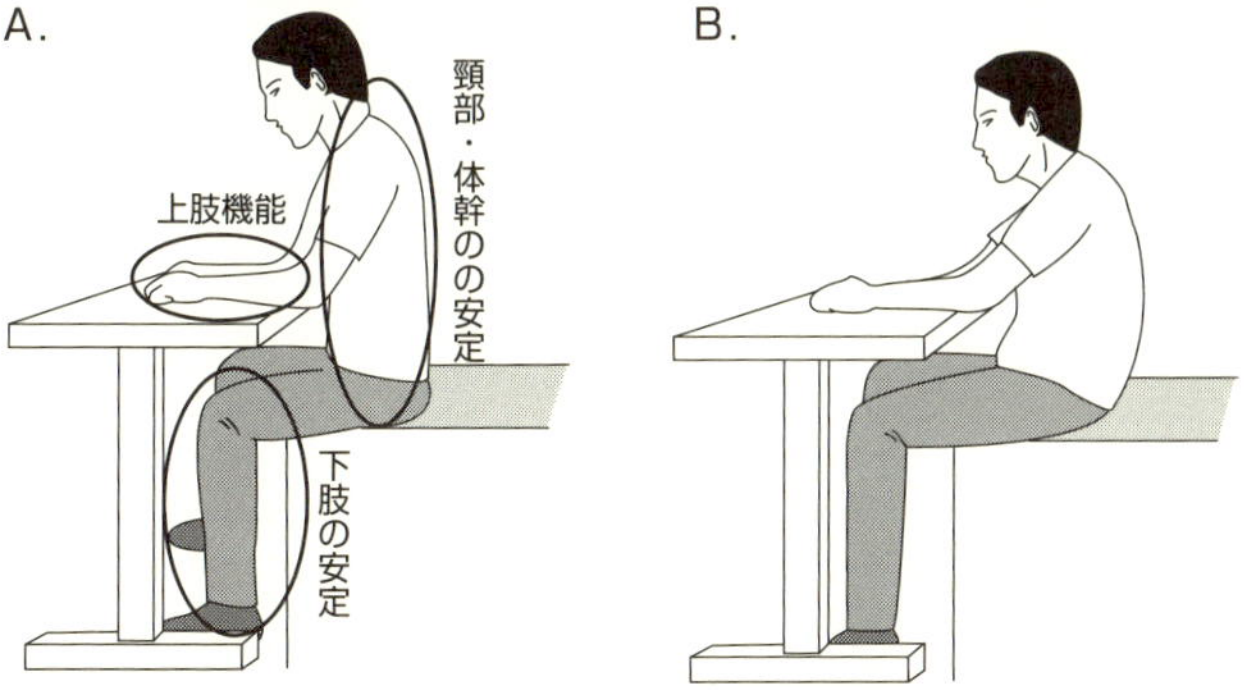

（藤原大 歯界展望 126（1）：37，2015 より）

肢体操や嚥下の筋肉量を減らさないことが大事で、レジスタンストレーニングを行います。

③ 低栄養が原因の場合

エネルギー消費量＋蓄積量（２００～７５０キロカロリー）として栄養改善を行います。

食事の時には嚥下とともにそれを支える姿勢保持が大事で、座位保持の安定と頭頸部の自由な動きが必要で、頭頸部周囲の筋肉のみならず、その活動を補う体幹、下肢の安定化が求められます（**図20**）。この姿勢保持機能が低下すると嚥下にも影響を及ぼします。姿勢調節法として、体幹機能向上訓練を含めて工夫されています。

12. その他

（A）胃手術

高齢者の胃ガン手術の予後は、部分切除に比べて胃全摘手術は栄養状態の低下、骨格筋量の減少、他病による死亡率の増加が認められるので（藤田逸郎、２０１５年）、健康寿命上可能な限り、胃全摘手術を避けることがすすめられています。術前サルコペニアの存在と胃ガン手術後の予後の関係は、サルコペニア群で合併症発症率の上昇、生存期間の短縮がみられます（桒田《くわた》和也、２０１５年）。高齢男性の胃ガン患者で術後の発症予測には体筋肉率の評価が有用であり（山田卓司ら、２０１５年）、体筋肉量が大きいほど術後合併症が少ないことを示しています。手術という侵襲でアミノ酸が消費されますが、筋肉量が多いほど消費されるアミノ酸を筋タンパクから供給できます。

（B）腰痛

腰痛はサルコペニアの原因の一つとなる可能性があります。高齢者の腰痛の有無とサルコペニアとの関係を検討した成績（谷島伸二ら、２０１５年）では、サルコペニア群は年

図21　腰痛を訴える患者での筋力低下とサルコペニア（谷島伸二ら）

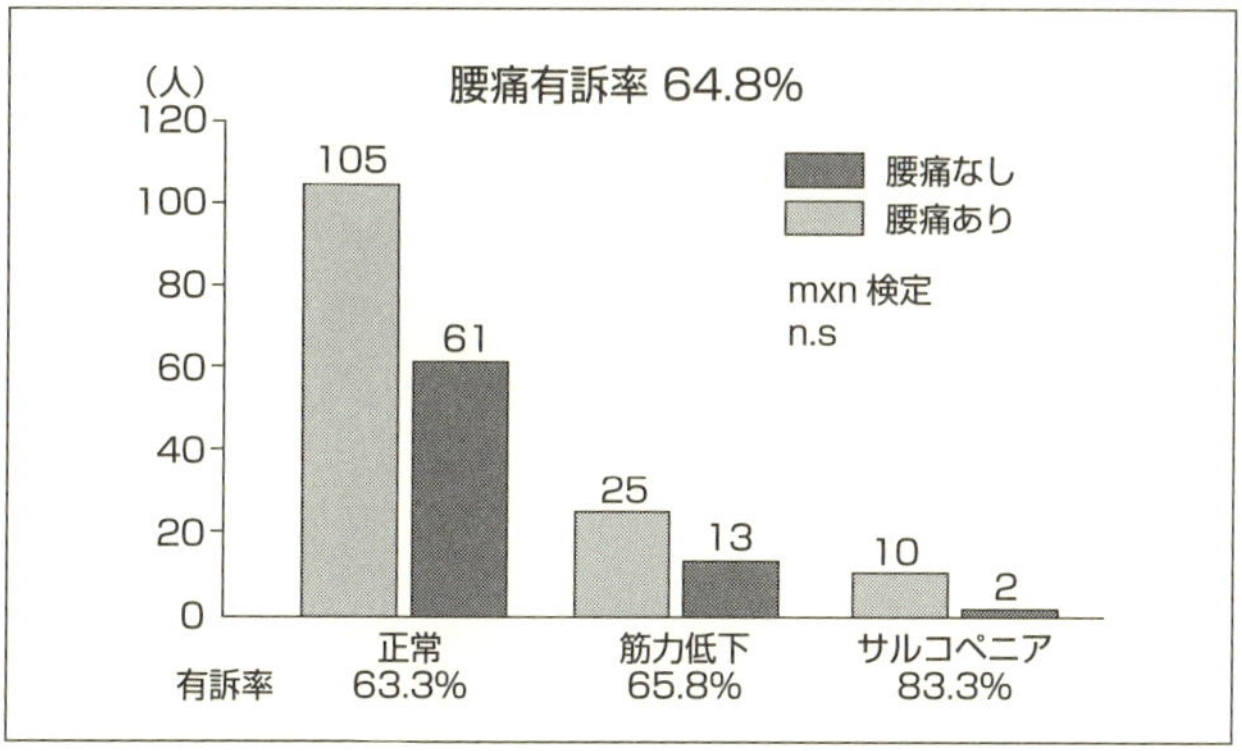

（谷島伸二 他 第23回日本腰痛学会 2015より）

齢が高く、骨密度が低く、体格指数（ＢＭＩ）が有意に低い結果が得られ、腰痛例は全体で64・8％、サルコペニア群で83・3％、筋力低下群で65・8％、正常群は63・3％でした（**図21**）。

（C）変形性膝関節症

本症は中高年に多く、25～40％は症状の有無にかかわらず罹患しています。とくに60歳代後半が最も多く、女性は男性の約3倍多く発症しています。進行すると筋肉、とくに大腿四頭筋の萎縮が生じ、筋力低下を伴い、歩行能力低下を招きます。本症の女性は健常女性よりも有意に筋力が低く、男性では有意差はないとの報告（村木重之、２０１４年）がありますが、膝痛ありの男性ではなしの男性より筋力は低く、女性では膝痛と筋力との間に関連がみられず、膝関節症と腰痛と筋力との関係で男女差がみられます。これは女性のほうが男性よりも膝の変形による筋力低下を受けやすく、男性は膝痛による筋力低下を受けやすいことを示唆しています。ただし、筋肉量と関節症、膝痛との有意な関係は認められず、筋力と筋肉量の間でずれがみられます。変形性腰痛症、腰痛でも下肢筋力と筋肉量との相関は認められていません。

　高齢者の膝痛患者は他部位の疼痛を伴うことが少なくなく、身体全体や精神的状態が悪化するとされ（クロフーら、２００５年）、大腿四頭筋の筋力強化などの理学療法や人工関節全置換術などが重要であるとされています。

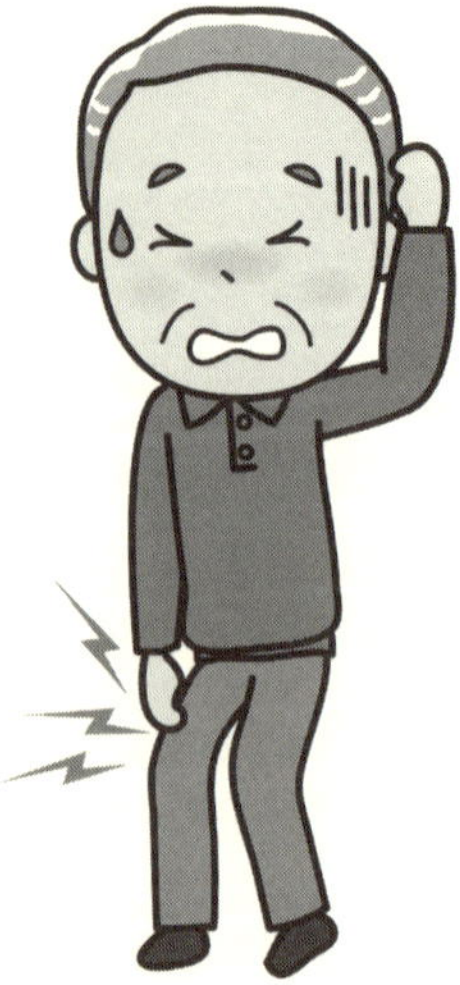

第四章
サルコペニアの予防と治療

サルコペニアは加齢以外にも、いろいろな病気や廢用（身体障害）などの病的要因が複雑にからみあって進行するので、その予防は高齢者が健康に年を重ねるためや、ＱＯＬの向上にとってもきわめて重要な問題です。対策としては栄養、運動が中心となります。

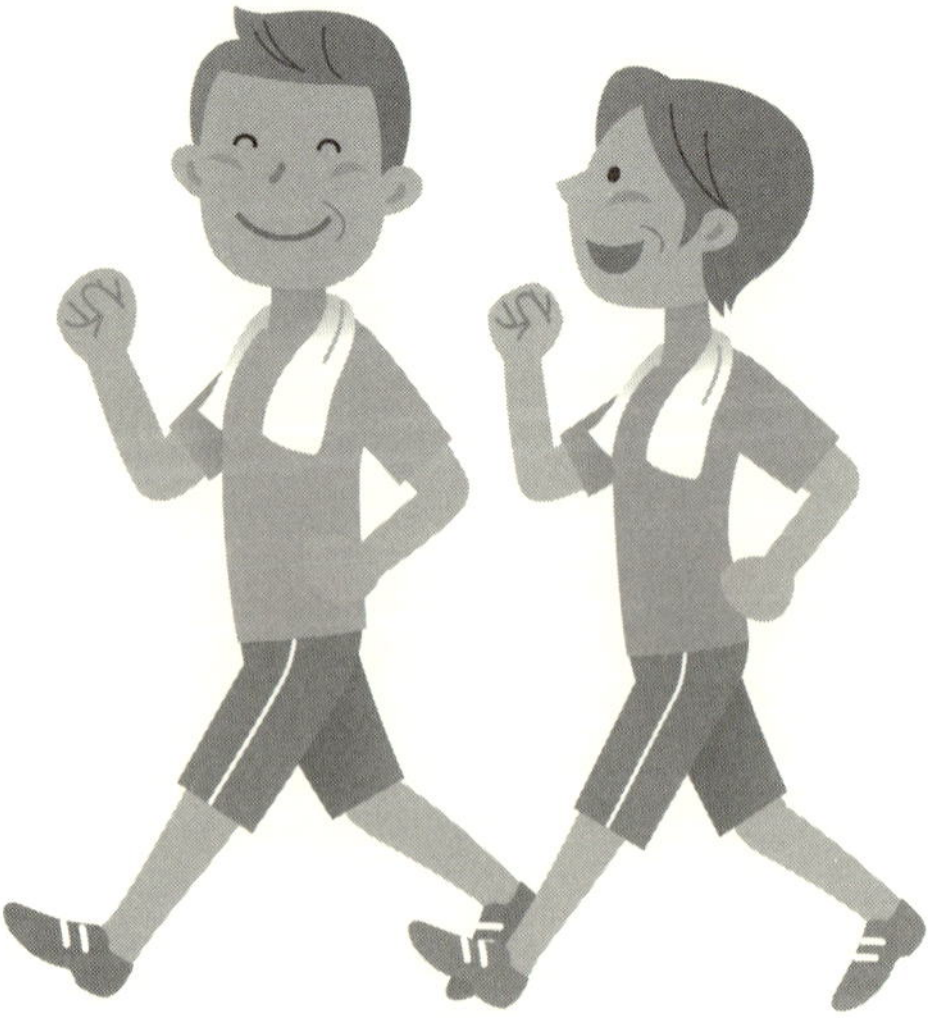

1. 栄養

一般に年をとるとともに食事の摂取量は低下します。これには、胃の内容排出低下、コレシストキニン（胆のう収縮や膵液分泌促進ホルモン）不足、男性ホルモン低下（食欲低下をきたすレプチン上昇を招く）、サイトカイン（インターロイキン－6が食欲低下）の関与など、加齢により生理的に食欲低下を促進する因子があります。

カロリー不足、とくにタンパク質摂取不足は筋肉の崩壊につながります。高齢者では体重減少を目的としてダイエットを行うと、脂肪だけでなく筋肉量も低下してしまいます。身体の20％を構成しているタンパク質は食事で摂取するといったんアミノ酸まで分解され、体内で再びタンパク質に合成されます。筋細胞の中でも、筋肉のタンパク質の合成と分解がくりかえされます。タンパク質の代謝が変動する要因は食事と運動です。運動、とくに筋肉の肥大を引き起こすレジスタンス運動（局所または全身の筋肉に負荷を与え、筋機能の向上を目的とする運動で重量物や特殊な装置を用いて行う）は筋肉のタンパク質合成の促進、分解を引き起こします（ビオロら、1995年、図22）。さらに、運動のほか

図 22　筋肉のタンパク合成率（ビオロら）

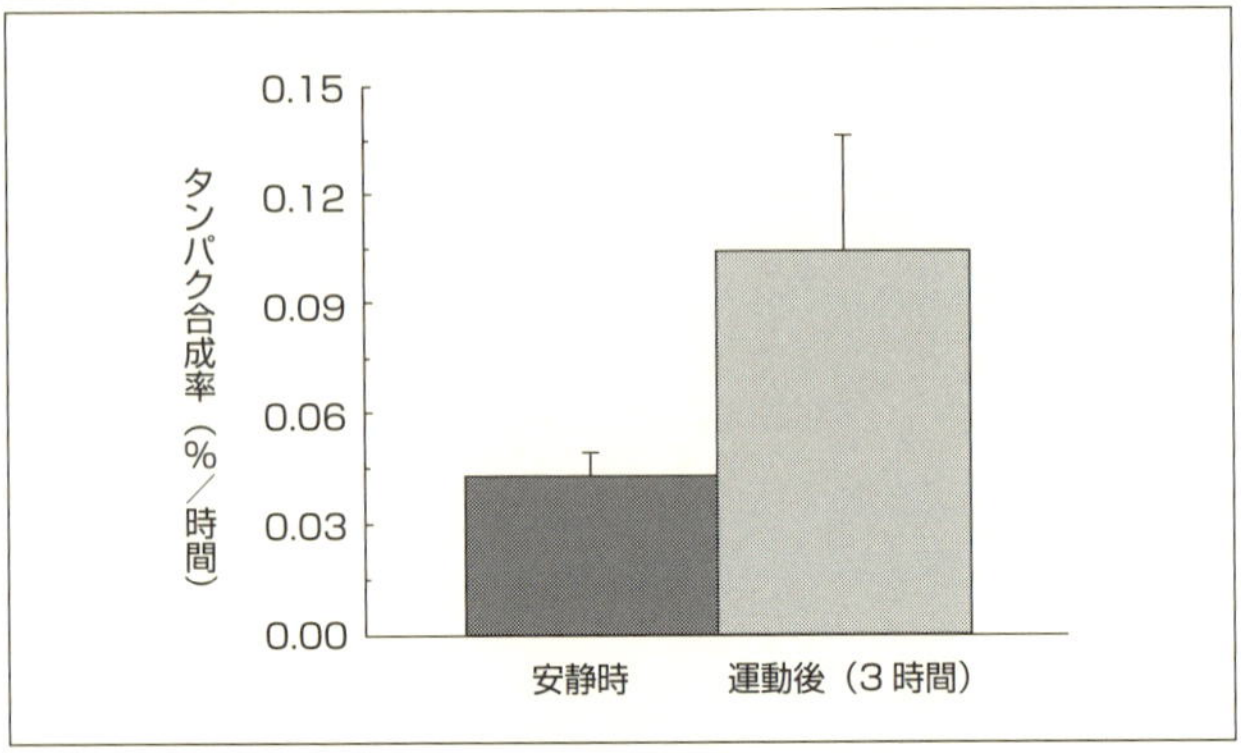

（Biolo G et al. *Am J Physiol* 268 E514，1995 より）

図 23　アミノ酸摂取と運動による筋肉のタンパク合成率の変化（ビオロら）

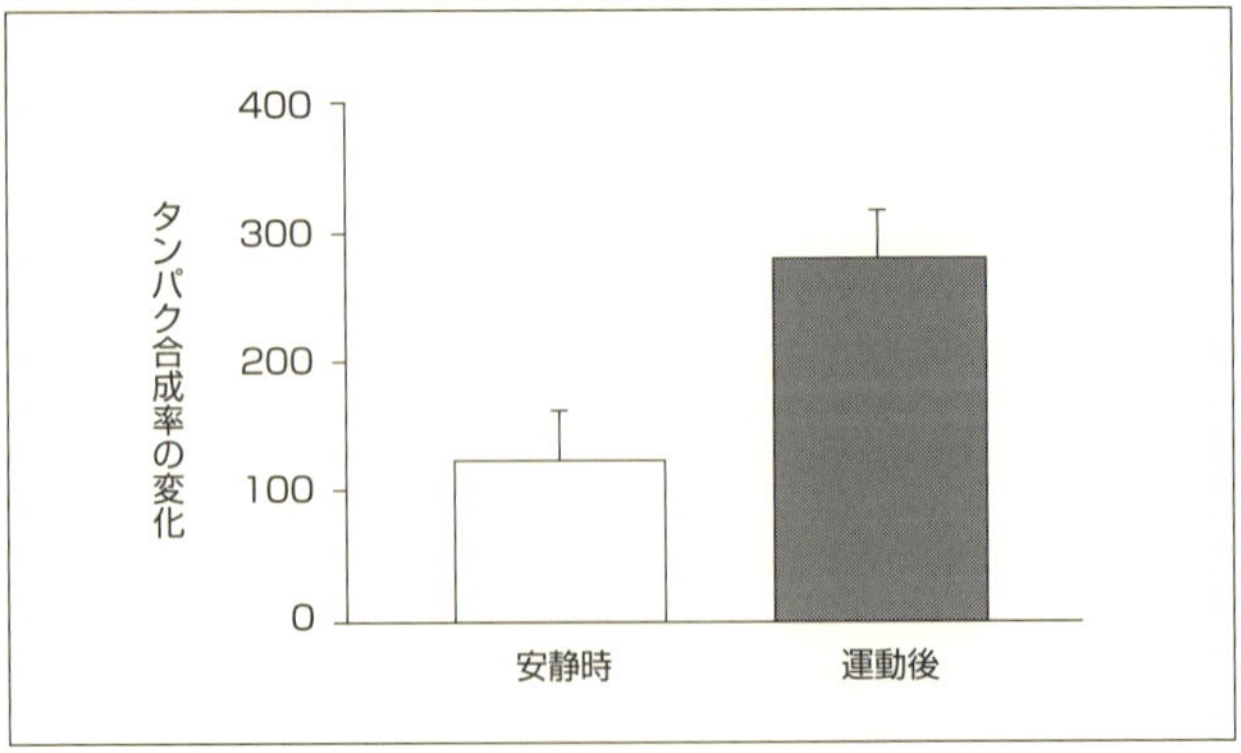

（Biolo G et al. *Am J Physiol* 273 E122，1997 より）

図 24　若年者と高齢者における筋肉のタンパク質合成率（左）および合成と分解の変化（右）（ボルビーら）

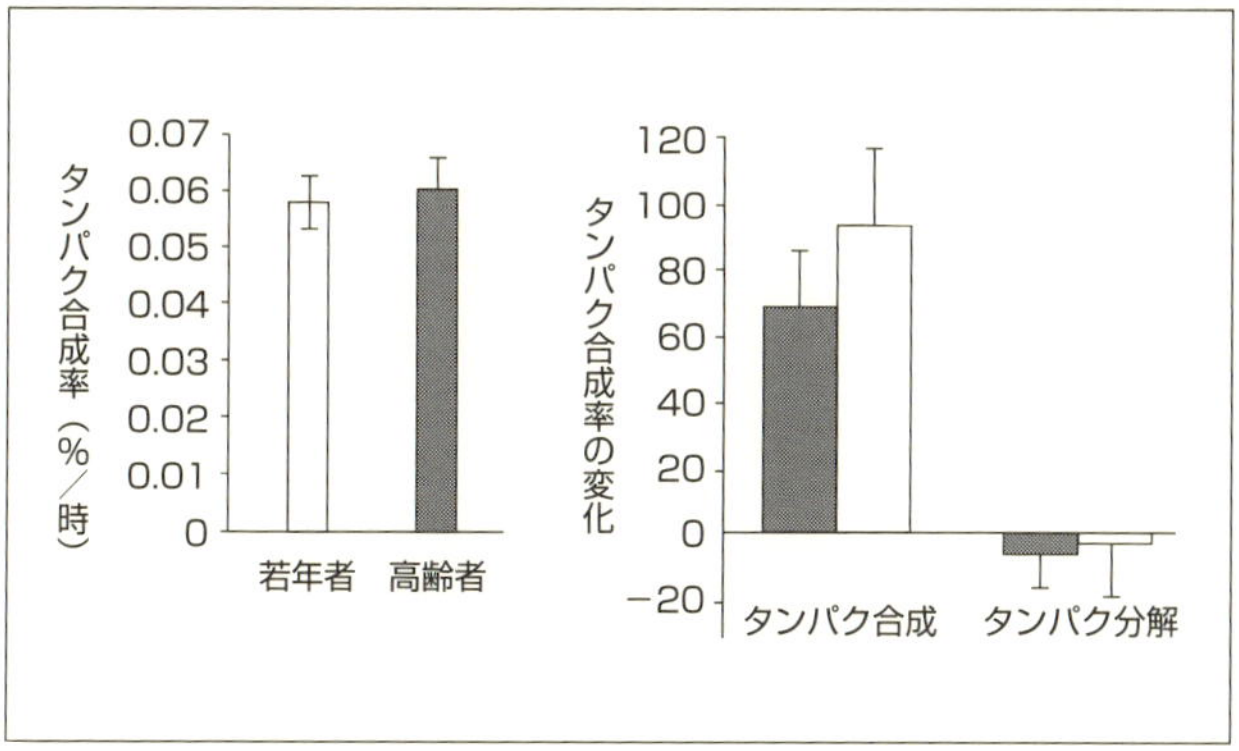

（Volpi E et al. *JAMA* 286：1206，2001 および *Am J Physiol* 277 E575，1999 より）

にアミノ酸を摂取するとより強くタンパク合成作用が促進されます（図23）。

①　高齢者はタンパク質、アミノ酸に対する反応性が低い

若年者と高齢者では骨格筋のタンパク合成速度に大きな差はなく、さらにアミノ酸を比較的多量（40グラム、必須アミノ酸を15グラム含む）摂取させた場合も、タンパク合成および分解とも差は認められていません（ボルビーら、１９９９年、図24）。しかし、少ない量（7グラム）の必須アミノ酸摂取では、高齢者のタンパク質同化反応は低下しました（カサノスら、２００５

図25　必須アミノ酸7g摂取後のタンパク質同化反応（合成率）（カサノスら）

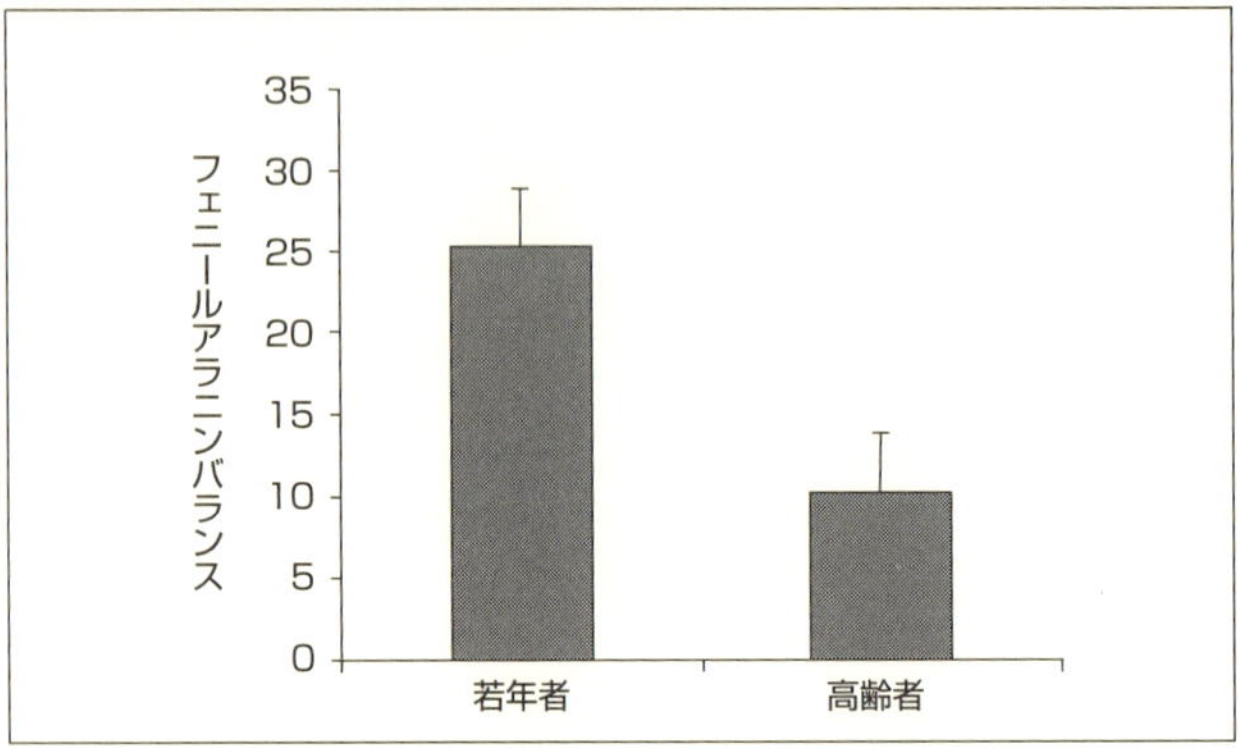

（Katsanos C et al. *Am J Clin Nutr* 82：1062, 2005 より）

図26　健康高齢者におけるタンパク摂取と骨格筋線維のタンパク合成率（モールら）

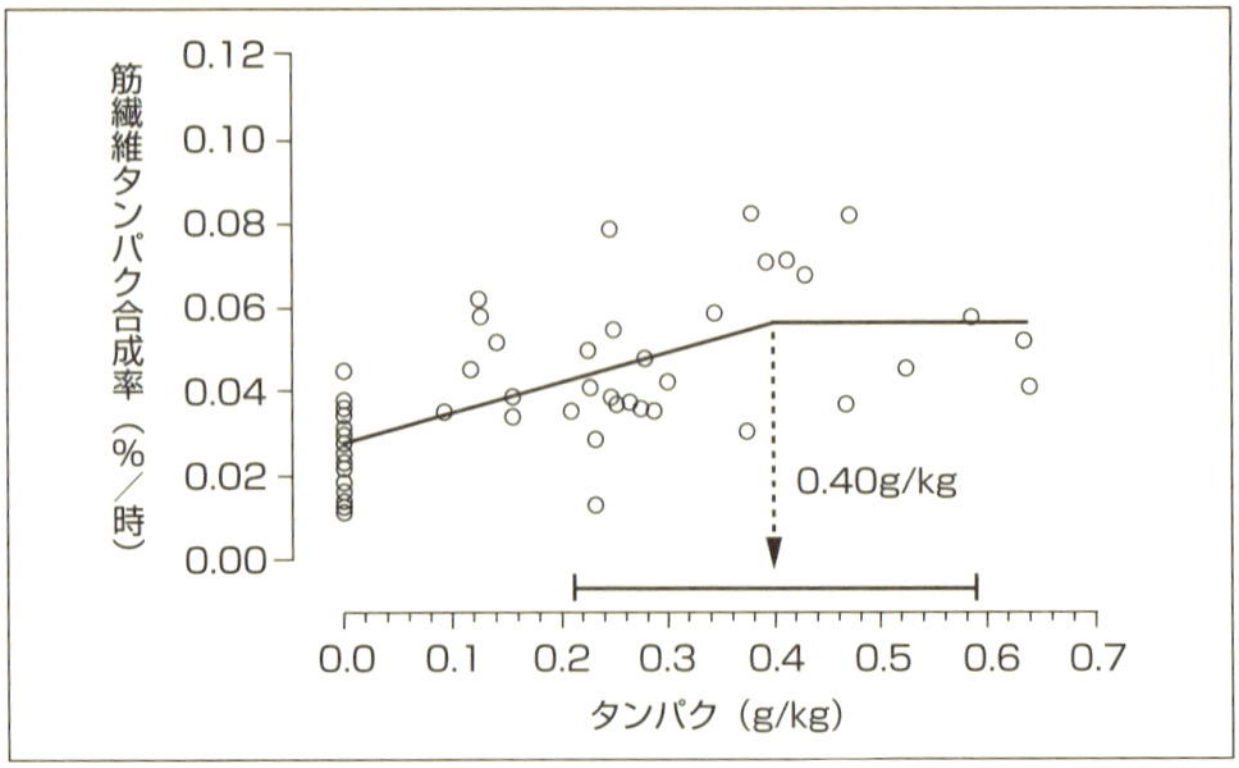

（Moore DR et al. *J Gerontol A Biol Sci Med Sci* 70（1）:57, 2004 より）

年、**図25**）。筋タンパク質合成刺激を高めるためには高齢者ではタンパク質、必須アミノ酸の量をより多く摂取する必要があります。モールら（２００４年）も同様の成績を報告しています。高齢者で食事タンパク質量を増やすと筋肉のタンパク合成は体重1キログラム当たり０・４グラムのタンパク質摂取までは勾配は低く、０・４グラム以上で平坦になります（**図26**）。若年層では０・24グラム摂取まで勾配が高く、以後平坦になります。つまり、高齢者は低タンパク摂取では感受性が低く、より多くの量が必要なわけです。さらに、平坦になる点は、一定以上のタンパク質ないしアミノ酸を摂取しても筋肉のタンパク合成が増加しないことを示しています。

日本でもタンパク質摂取量とフレイルおよび高次生活機能との関係で、摂取量が多いと発症リスクが低下することが報告されています。なお、フレイルとの関係ではタンパク質の種類（動物性、植物性）に関係なく相関が認められていますが、高次生活機能との関係では、男性でかつ動物性タンパク質摂取でのみ、その低下のリスクが軽減しています。

骨格筋タンパク合成のためには一日当たりよりも一食当たりのタンパク質摂取量のほうが重要であるという研究があります。ＮＨＡＮＥＳ（米国国民健康栄養調査、２００９年）からのデータで、米国成人では朝食（13グラム）に比べて夕食（38グラム）は約3倍の夕ンパク質を摂取していると報告しています。

マネロウら（２０１４年）は、健康成人での24時間の骨格筋タンパク合成に対するタンパク摂取分布の影響を検討し、均等群（朝食31・５グラム、昼食29・９グラム、夕食32・７グラム）と偏った群（朝食10・７グラム、昼食16・０グラム、夕食63・４グラム）の二群でのタンパク合成は均等群のほうが25％高い結果を得ています。つまり、各食事で適量かつ均等のタンパク摂取のほうが夕食に偏って摂取するよりも有意に筋肉でのタンパク合成が高まるわけです。

② 高齢者の有効なタンパク質合成には必須アミノ酸（とくにロイシン）が必要

人間の体に不可欠な必須アミノ酸にはメチオニン、トリプトファン、フェニルアラニン、ヒスチジン、リジン、スレオニン、バリン、ロイシン、イソロイシンがありますが、この中で筋肉のタンパク質を構成するのはバリン、ロイシン、イソロイシンで、分岐鎖アミノ酸（ＢＣＡＡ）と呼ばれ、約35％を占めています。これらのアミノ酸は脂肪酸族アミノ酸の中でも炭素が枝分かれしているので、このように呼ばれています。このアミノ酸の特徴は長時間の運動でのエネルギー源になることと、このアミノ酸の補給が筋肉の損傷を防ぎ、さらに筋肉の増大にも役立つことです。骨格筋のエネルギー源はグルコース、脂肪酸、アミノ酸ですが、アミノ酸としては分岐鎖アミノ酸とアスパラギン酸、グルタミン酸、アラニンが知られています。とくに分岐鎖アミノ酸が重要で、最初に筋肉の中で合成、分解が行われるため、他のアミノ酸より筋肉のエネルギー源として大きく寄与し、エネルギー生産効率もきわめて高いのが特徴です。

厳しい運動や長時間の運動を行うと、グルコースを使い果たした後に筋肉中のタンパク質が分解され、この分岐鎖アミノ酸がエネルギー源として利用されます。

前述のように筋肉の筋原線維はアクチンとミオシンというタンパク質からできていますが、その主成分は分岐鎖アミノ酸なのです。激しい運動で筋原線維を分解消耗すると損傷が生じますが、筋肉はこの損傷と修復を繰り返して筋原線維が増え発達します。しかし、原料の分岐鎖アミノ酸が不足すると修復が十分にできなくなります。

必須アミノ酸には骨格筋タンパク質合成作用があり、同化反応を引き起こします（ボルビーら、２００３年、図27）。健康高齢者で18グラムの必須アミノ酸を摂取する群と、18グラムの必須アミノ酸プラス22グラムの非必須アミノ酸を摂取する群を比較すると両群と

図27　必須アミノ酸補充（○--○）および総合アミノ酸補充（●--●）の2群でのタンパク合成率（ボルピーら）

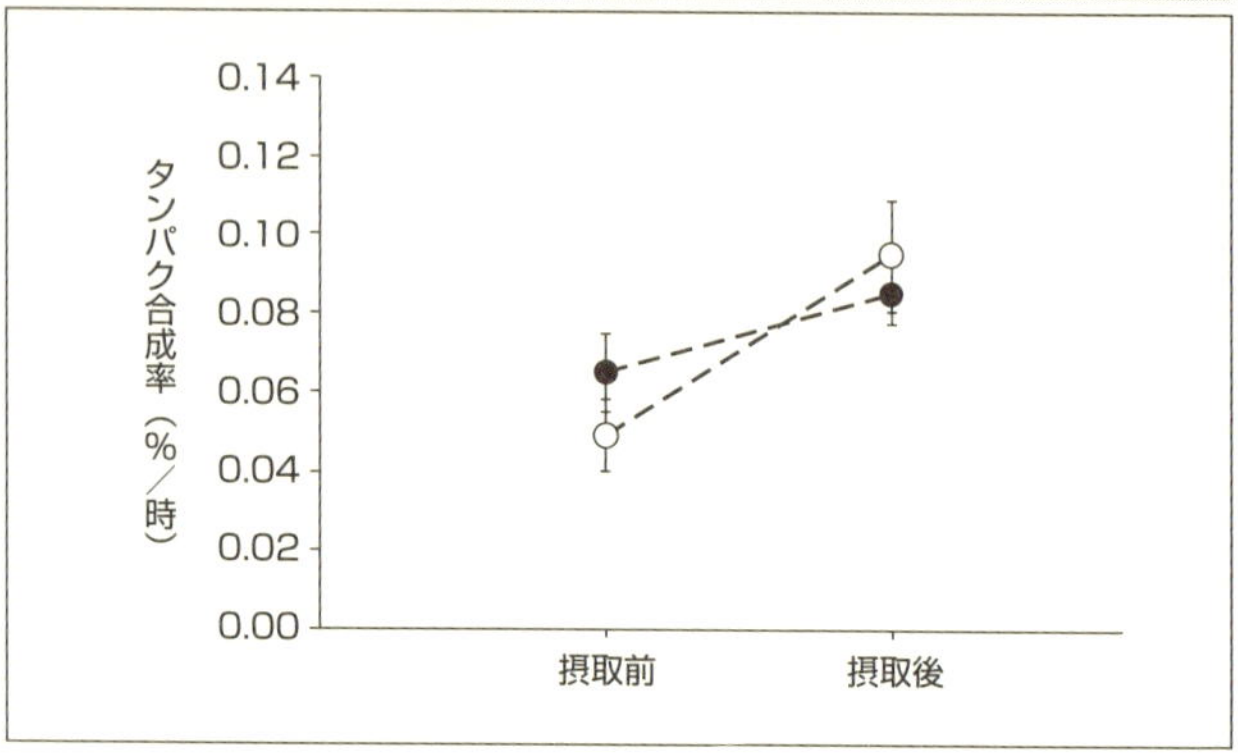

（Volpi E et al. *Am J Clin Nutr* 78：256，2003 より）

図28　総アミノ酸（PP）、単一アミノ酸（ロイシン、アルギニン、ヒスチジン）摂取とタンパク合成摂取前（Basal）との比較（ダルデベーら）

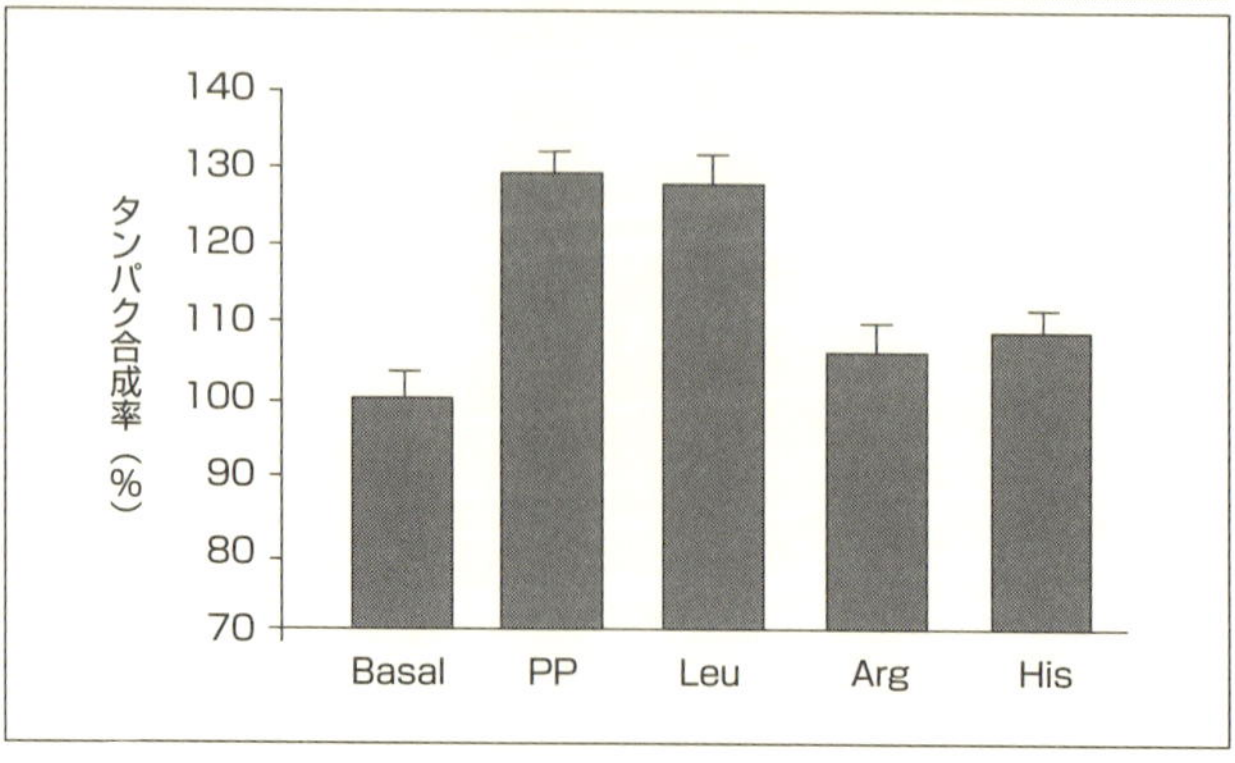

（Dardevet D et al. *J Natr* 130：2630，2000 より）

図29 若いラット（●）と高齢ラット（○）でのロイシン濃度増加の効果（ダルデベーら）

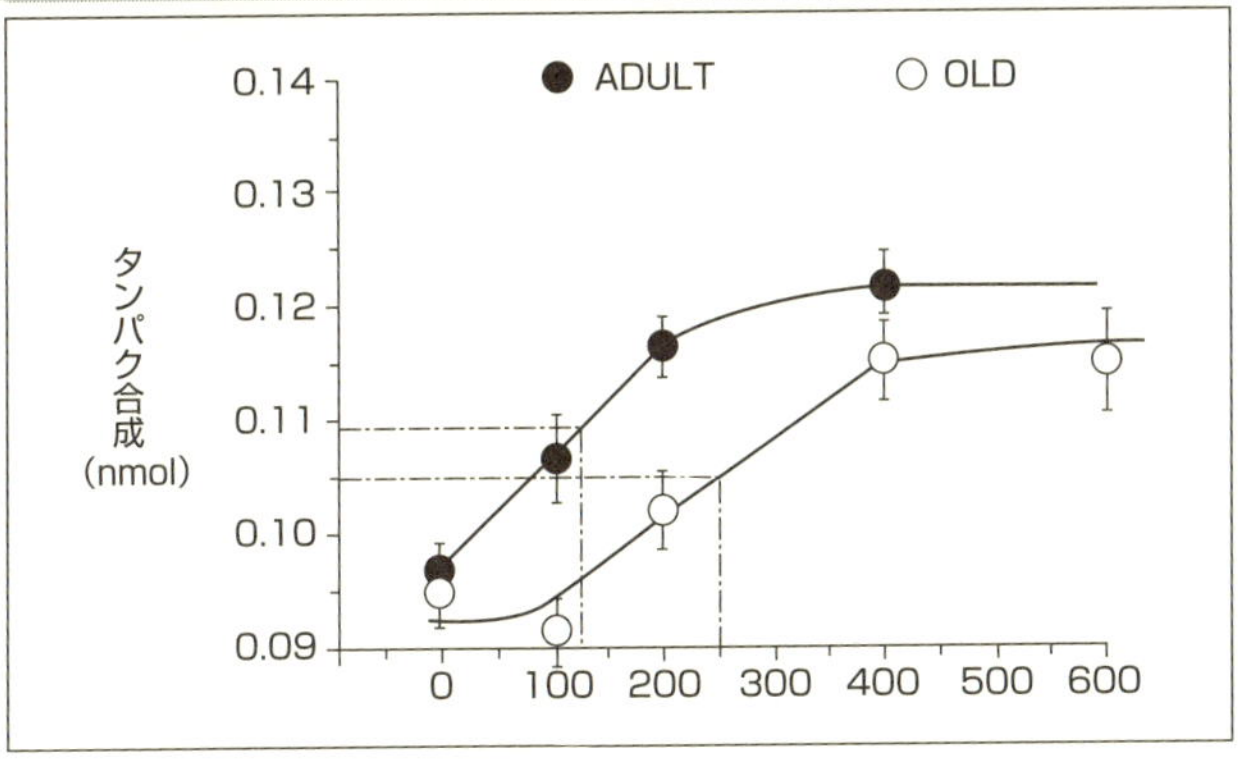

（Dardevet D et al. *J Natr* 130：2630, 2000 より）

もタンパクの合成率は有意に増加して差はなく、アミノ酸による筋タンパク合成作用は主に必須アミノ酸によるものと考えられます。

さらにアミノ酸または分岐鎖アミノ酸の一つであるロイシンのみでの効果を、ラットを用いた加齢によるタンパク合成反応で調べた研究（ダルデベーら、２０００年）によると、総アミノ酸、ロイシンのみがタンパク合成に有効であり（図28）、高齢ラットでは若いラットに比べて合成効率は減弱していましたが、高齢ラットでも高濃度のロイシン（高用量ロイシン投与）で効率を高めることができました（図29）。

ヒトの場合でも、ロイシン添加と非添加

図 30　高齢男子におけるロイシン添加食と非添加食での筋タンパク合成（リーレら）

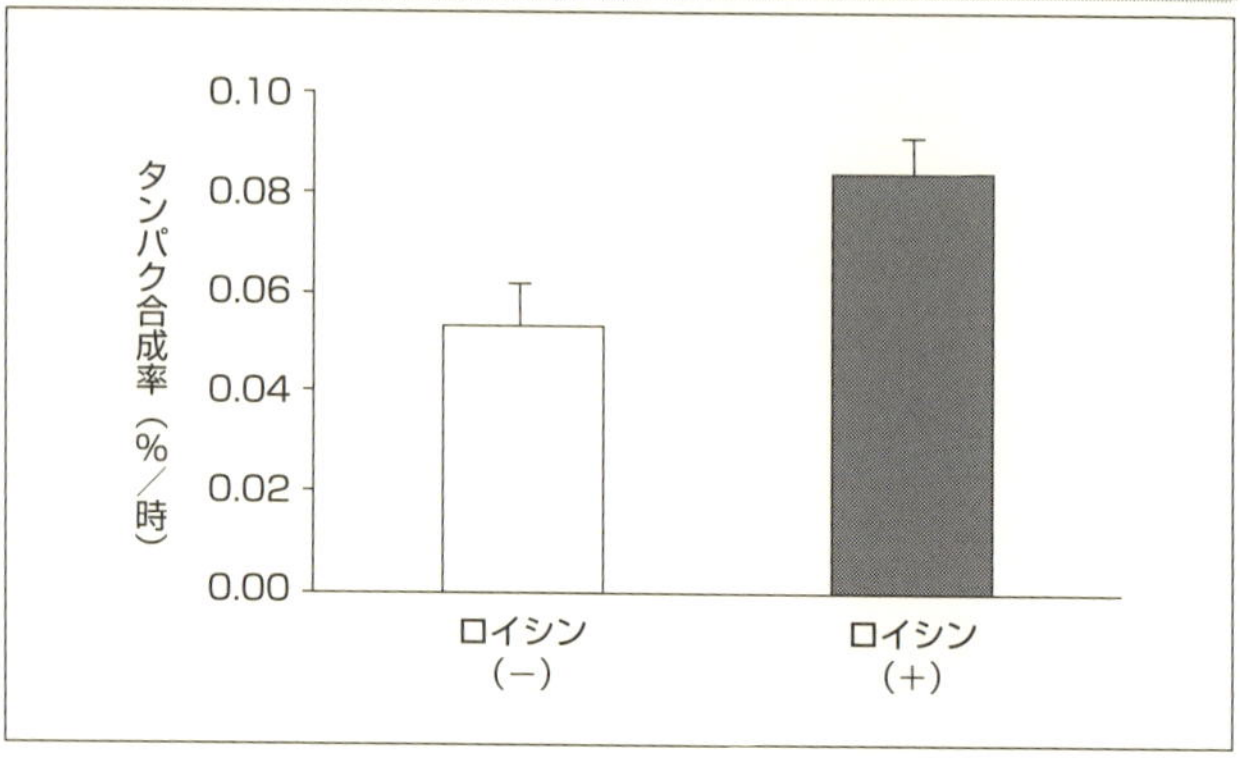

（Rieu I et al. *J Physiol* 575（1）：305, 2006 より）

図 31　炭水化物のみのドリンクとホエイタンパクおよびロイシン添加のドリンク飲用後のタンパク合成率（クープマンら）

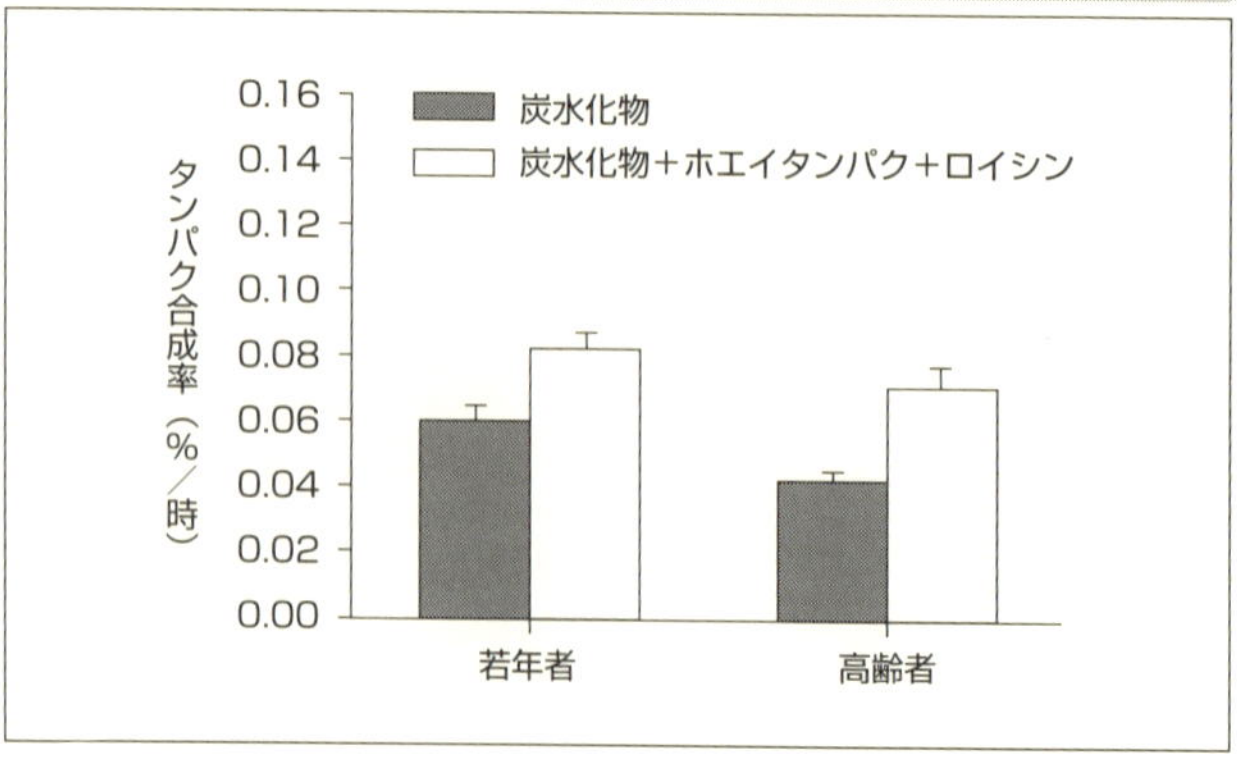

（Koopman R et al. *Am J Clin Nutr* 84：623, 2006 より）

による高齢男性での筋生検による筋タンパク合成効果の比較研究（リーレら、２００６年、図30）で、ロイシン添加のほうが有意に高い結果が得られています。

さらにロイシンの優れたタンパク合成促進効果を示す研究（クープマンら、２００６年）では、日常的な身体活動を30分行った後、炭水化物のみのドリンクと炭水化物にホエイタンパク質とロイシンを加えたドリンクを高齢男性および若年男性に飲ませたところ、老若に関係なく、後者のほうが合成促進効果が高い成績を示しています（図31）、他にも高用量のロイシン補充で筋線維のタンパク合成が亢進するという報告（チャーテワートら、２０１４年）があります。

一般に１日当たりのタンパク質必要量は体重１キログラム当たり１・１グラムといわれており、運動量により激しい運動では１・５～２倍の量がすすめられています。前述の分岐鎖脂肪酸の血中濃度を高めるためには運動前に最低でも2グラム以上摂取するのがよく、とくにロイシン、イソロイシン、バリンの比率が１・８、１・０、１・２が最適とされています。ちなみに、食事が十分食べられるものの、アミノ酸バランス不全のためやタンパク質代謝障害のある患者に分岐鎖脂肪酸のみからなる顆粒（リーバクトという名の薬）を補充しますが、ロイシン、イソロイシン、バリンの比率が２、１・０、１・２でよく似た

図32　必須アミノ酸に加えて26%および41%のロイシン（Leu）摂取後のタンパク合成率（カサノスら）

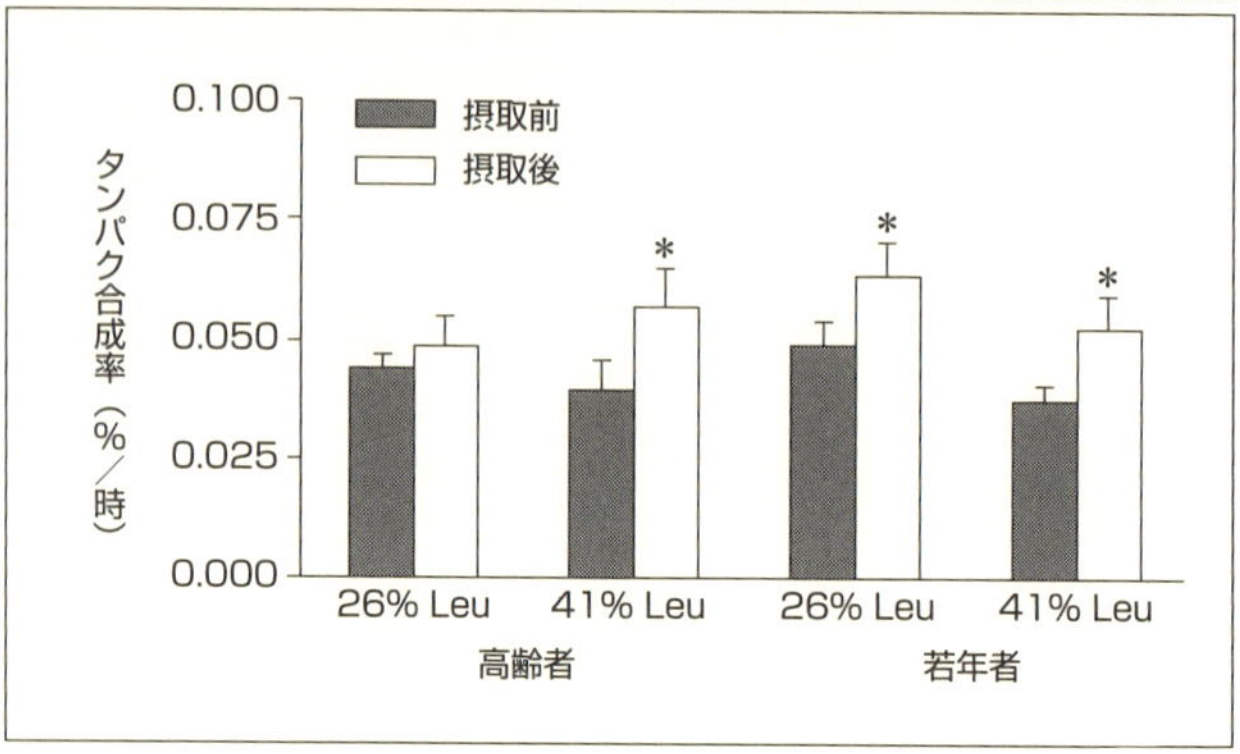

（Katsanos C et al. *Am J Physiol Endocrinol Metab* 291：E381，2006より）

比率です。運動の20〜30分前に分岐鎖脂肪酸を補充すると筋肉中の分岐鎖脂肪酸の分解を抑制して筋肉の損傷を防ぎ、筋肉を消耗せずにすみます。

ロイシンのみで骨格筋量、筋肉を改善できるのかについていえば、ベルホーベンら（２００９年）の報告があります。高齢者に７・５グラム／日のロイシンを加えた食事と加えない食事を3カ月摂取させても経時的に骨格筋量、筋力は改善せず、ロイシンのみでは不十分で他の必須アミノ酸も必要と考えられました。

次に、必須アミノ酸に加えてロイシン量が26％の群と41％の群とで比較する試験（カサノスら、２００６年）では、ロ

図33　運動後に低配合および高配合のロイシン摂取した後のタンパク合成率の経時的変化（カサノスら）

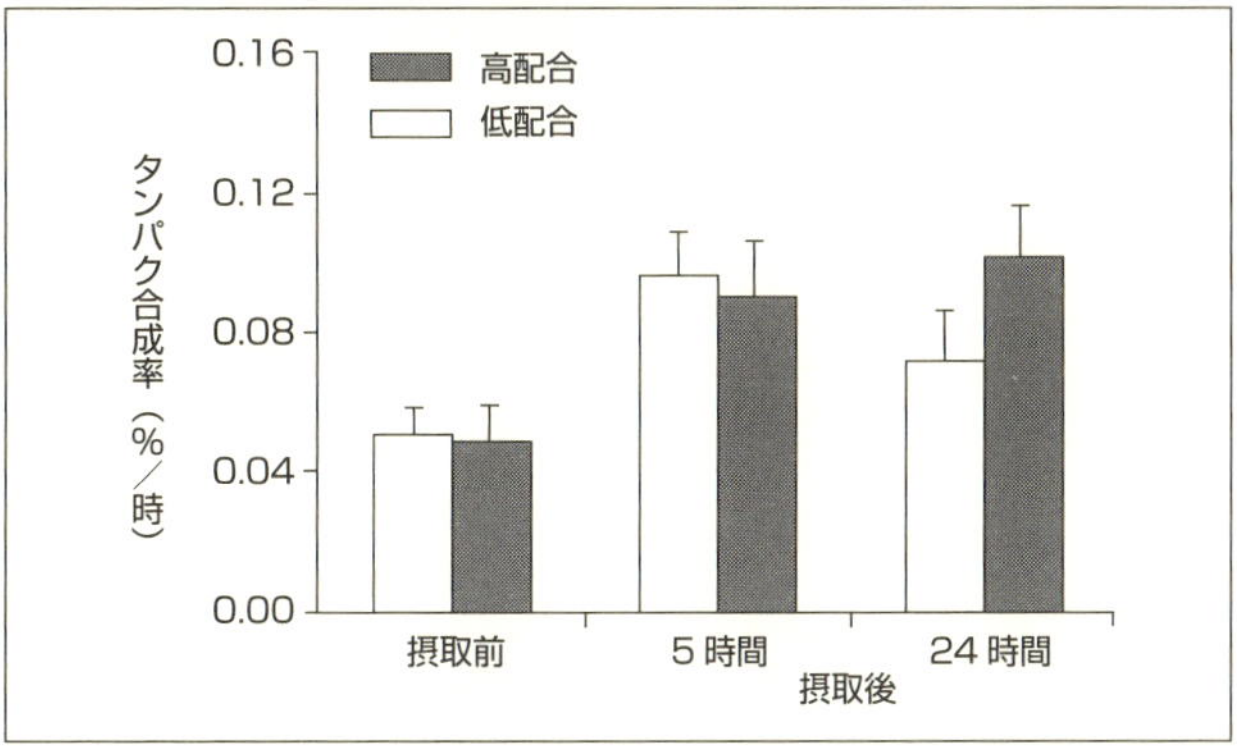

（Katsanos C et al. *Am J Clin Nutr* 82：1062，2005より）

イシン高配合のほうが筋タンパク質同化作用が高い結果が認められ、高齢者も若年者も同様の結果が認められました（図32）。さらに高齢者で運動後に高配合のロイシン（3・5グラム）を含む必須アミノ酸を摂取させた群と低配合のロイシン（1・85グラム）を含む必須アミノ酸を摂取させた群と比較したところ、摂取後の筋タンパク同化作用は5時間では両群とも90％近く増加し、24時間では高配合のみ90％上昇しました（図33）。適切な運動後にロイシン高配合の必須アミノ酸の摂取が、筋タンパク質同化作用を延長する上で良いことがうかがえます。

長期間の必須アミノ酸摂取による高齢

図34　必須アミノ酸補充後、8、12、16週での1RMスコア（膝の伸筋、屈筋の反復の最大合計）（ベルスハイムら）

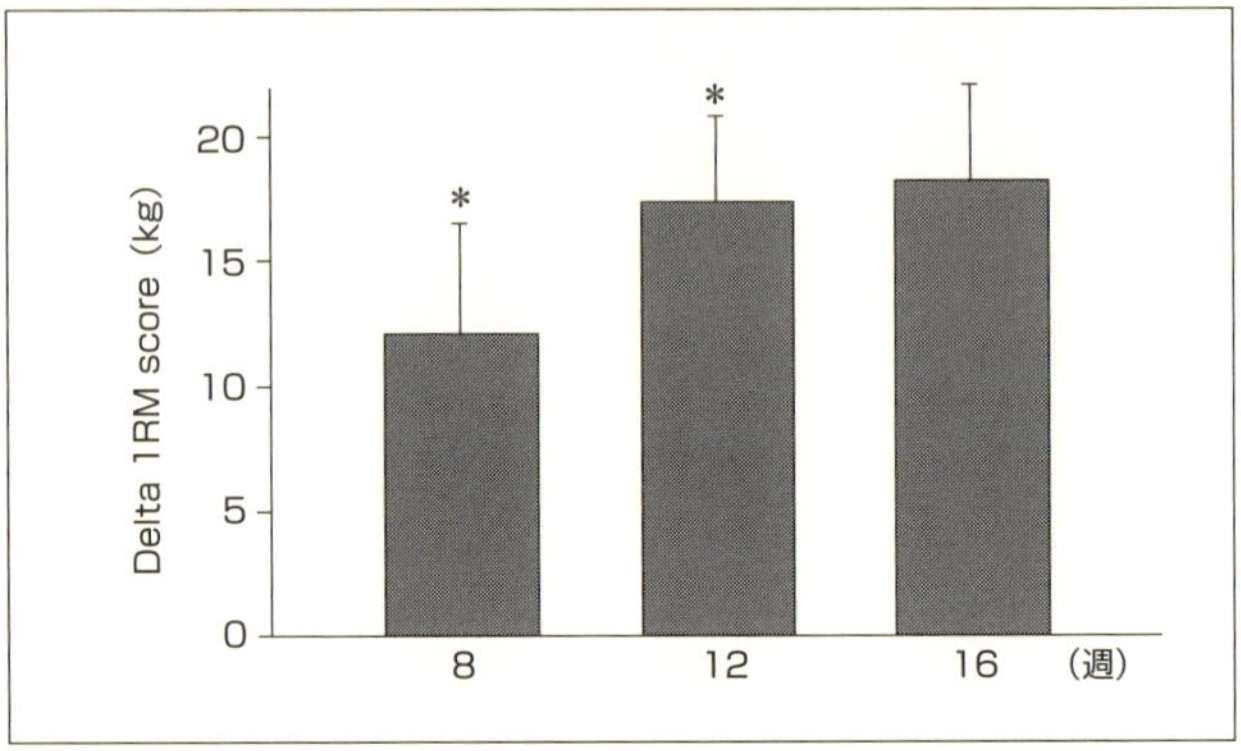

（BΦasheim E et al. *Clin Nutr* 27（2）：189, 2008より）

者での効果について、ディロンら（2009年）の試験では1日15グラムの必須アミノ酸の3カ月間摂取により筋タンパク質合成速度が増加し、除脂肪体重も増加しています。ベルスハイムら（2008年）の研究でも高齢者で必須アミノ酸11グラム＋アルギニン1・1グラムを1日2回食間に16週摂取後、除脂肪体重、筋力、身体機能が改善しています（**図34**）。なお、必須アミノ酸の中にはロイシンが3・95グラム（約36％）と高配合で含まれています。アルギニンにも独自のタンパク同化作用があるとされています。

日本人を対象としたものでは川田茂雄

ら（２０１３年）の報告があり、高齢者での歩行能力に対してレジスタンス運動と必須アミノ酸併用効果を検討したところ、運動のみでは改善せず、高用量のアミノ酸の併用で効果が確認されました。

キムら（２０１２年）はサルコペニアの日本人高齢女性（１５５人）に運動と必須アミノ酸３グラム（ロイシン高配合）を１日２回、３カ月摂取させたところ、歩行速度、筋量、筋力が健康教育のみ（運動もアミノ酸摂取もなし）に比べて増加したことを報告しています（図35）。この結果を受けて日本老年学会は運動とともにアミノ酸摂取をすすめています。

③　ロイシンなどが多く、アミノ酸スコアが100点の食材

必須アミノ酸の栄養価を評価する上で、ヒトのタンパクに近いアミノ酸組織を持つアミノ酸評点パターンを標準として、これとの比較を求めています。アミノ酸スコアの計算方法は、

A．タンパク質中の各アミノ酸量（ミリグラム／グラム窒素）

B．アミノ酸評価パターンの同じアミノ酸量でA／B×１００です。すべて評価パターン

図35　運動（Ex）、必須アミノ酸6g（ロイシン高配合）補充（AAS）および運動教育（HE）での3ヵ月後の筋量、歩行速度、筋力の変化（キムら）

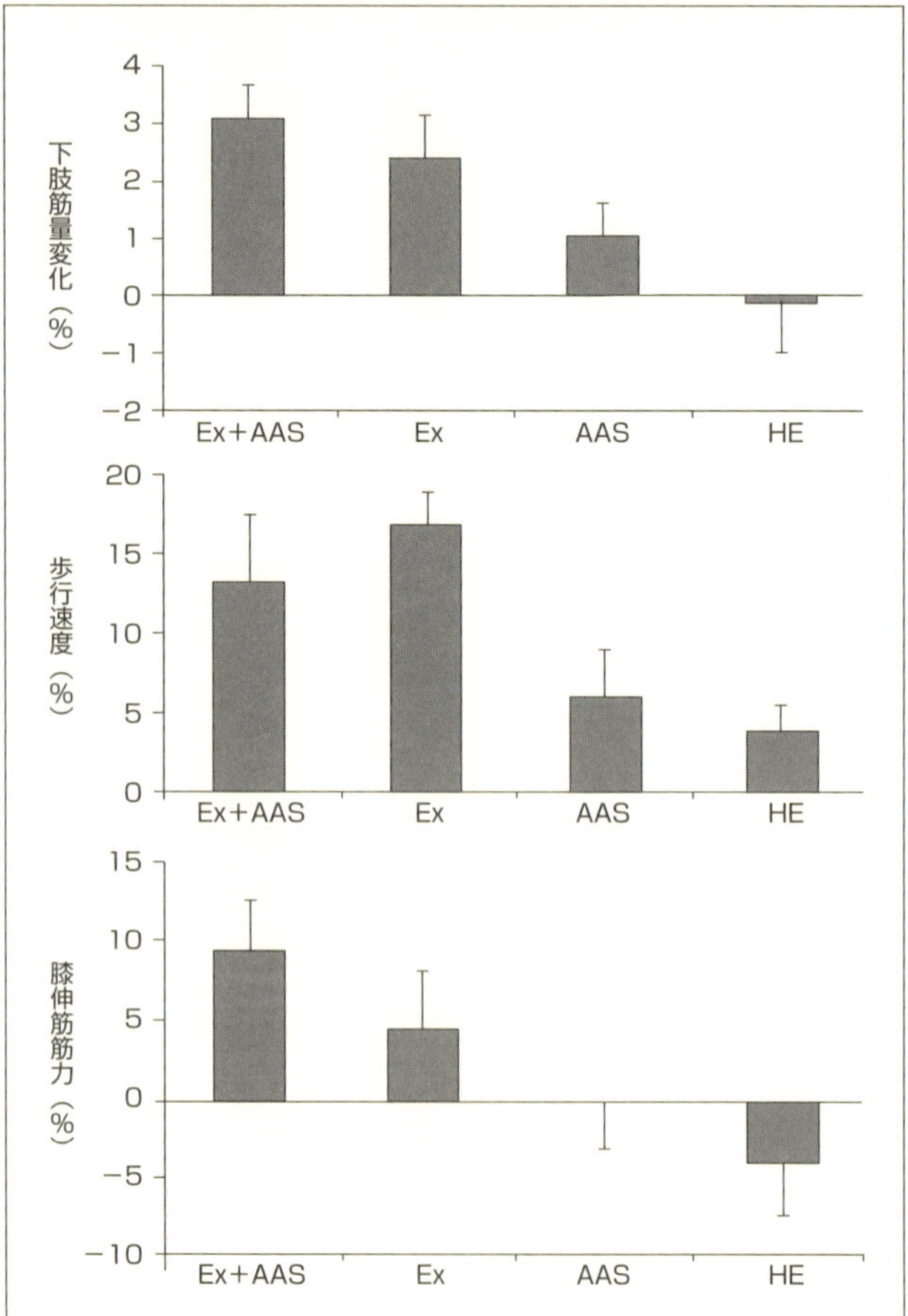

（Kim H K et al. *J Am Geriatr Soc* 60（1）：16，2012より）

を満たしていれば（A∨B）、アミノ酸スコアは100とされます。しかし、一つでも評価パターンに満たないアミノ酸があるとスコアは低くなります。たとえば、精白米ではリジンが低く61となります（220／360×100）。つまり一番少ないアミノ酸からアミノ酸スコアを計算しています。不足アミノ酸を他の食物で補えるように組み合わせれば補足効果が得られます。

ロイシンの多い食物（窒素1グラム当たり410ミリグラム以上）は魚や肉に100のスコアのものが多く認められます**（表11）**。他には牛乳、チーズ、わかめ、豆類などがあります。イソロイシン（180ミリグラム以上）、バリン（220ミリグラム以上）もロイシンと同様の傾向が認められます。

④ 血清アルブミン値が低いとサルコペニアになりやすい

血清アルブミンは主要タンパクで、さまざまな物質を目的の場所（内臓）へ運搬します。さらに抗酸化能があり、主要な抗酸化物質であるグルタチオンの調節因子です。加齢とともに酸化傷害が骨格筋減少を招き、アルブミンが低いとコルチゾール濃度が増加し筋肉破

表11　アミノ酸スコア100でロイシン・イソロイシン・バリンを多く含む食材（全窒素1g当たりmg）

	量	肉	魚介	その他
ロイシン	≧500	肉（牛・豚・鶏） 肝（牛・鶏）	あじ	牛乳、チーズ、わかめ
	500～410	ソーセージ	あなご あか貝	えだ豆・いんげん豆・カシューナッツ
	409～300	ハム	ぶり・きす・ひらめ・ふぐ・かれい・きん目鯛・かまぼこ・たらこ	豆腐・油揚げ・鶏卵
イソロイシン	350～300	肉（牛・豚・鶏）	ぶり・ひらめ・かつお・かれい・かまぼこ・たらこ	豆腐・油揚げ・豆乳　鶏卵・わかめ・牛乳・チーズ
	299～250	肝（牛・鶏）	あじ・あゆ・いわし・さんま・まぐろ・しじみ	大豆・カシューナッツ・さつまいも・キウイ
	249～180			
バリン	≧350	肝（牛・豚・鶏）	かつおぶし・たらこ	牛乳・チーズ・わかめ
	349～300	肉（牛・豚・鶏）	ぶり・あじ・あゆ・さけ・さば・いわし・まぐろ・しじみ・かれい・かつお	豆腐・豆乳
	299～220			納豆・えだ豆

（新食品成分表　五訂2010より抽出し作成）

壊刺激を招き、とくに運動不足でより濃度が増加します。

他にアルブミンは筋肉肥大を来す特殊な酵素経路を活性化し、男性ホルモン（テストステロン）にも作用します。このようにアルブミンは筋肉量、筋力にさまざまな経路でプラスに働いています。

アルブミンは食事中のタンパクがアミノ酸に分解され、腸から吸収されて肝臓でアミノ酸からつくられます。高齢になるにつれ肝細胞が減少し、重量の減少を生じるので、いくらタンパク質を多く摂取しても血清アルブミン濃度は低下します。この肝臓の老化を少しでも防ぐには栄養のとりすぎや高脂肪食を避け、肥満を防ぎ運動することが肝心で、これが脂肪肝防止につながります。

血清アルブミン濃度は四肢の筋肉量と正の相関があるといわれてきましたが、タンパク摂取低下などの筋肉減少関連の因子を考慮しての研究はありませんでした。ビッサーら（２００５年）は、５年間にわたる前向き研究で血清アルブミン濃度と骨格筋の変化との関係を高齢者１８８４人で検討し、アルブミン濃度が０・３グラム／ミリリットル低下するごとに骨格筋が82グラム低下し、アルブミン濃度が４・２グラム／ミリリットル以上の例に比べ、低アルブミン濃度（３・８グラム／ミリリットル）例では骨格筋低下が約30％

高い結果が得られています（図36）。

シャークら（2015年）も高齢者で血清アルブミンと握力の関係を検討し、3・8グラム／ミリリットル以上の正常域でも低い値では握力低下が認められています。いずれにせよ正常域でも低い場合や、さらに低アルブミン濃度ではよりサルコペニアになりやすいと考えられます。

低アルブミン血症の原因としては、一つは消化吸収能の低下が考えられますが、田中光ら（2009年）は、血清アルブミン低値と正常値とで便中の代謝産物の窒素排泄量に差がなく、タンパクの摂取量の低下が主たる原因であるとしています。食事調査から、加齢に伴いタンパク摂取は低下傾向を示し、とくに肉類からのタンパク質摂取の低下が認められ、一方、魚介類や植物性タンパクの摂取低下は認められません。消化吸収率から、タンパク食品は生体内では100％消化吸収されるわけではなく、鶏卵3％、大豆製品10～30％、肉類5～10％、魚介類10～20％が未消化のまま、便の中に排出されます。したがって、消化吸収率のよい肉類や卵の摂取量の低下が低アルブミン血症に関連している可能性があります。田中光ら（2008年）は、便中の窒素排泄量から、タンパク消化回転率を肉類、魚介類中心の食事で比較し、消化吸収源としては肉類で約90％、魚介類で82％と、

図 36　血清アルブミン濃度による 5 年後の変化（ビッサーら）

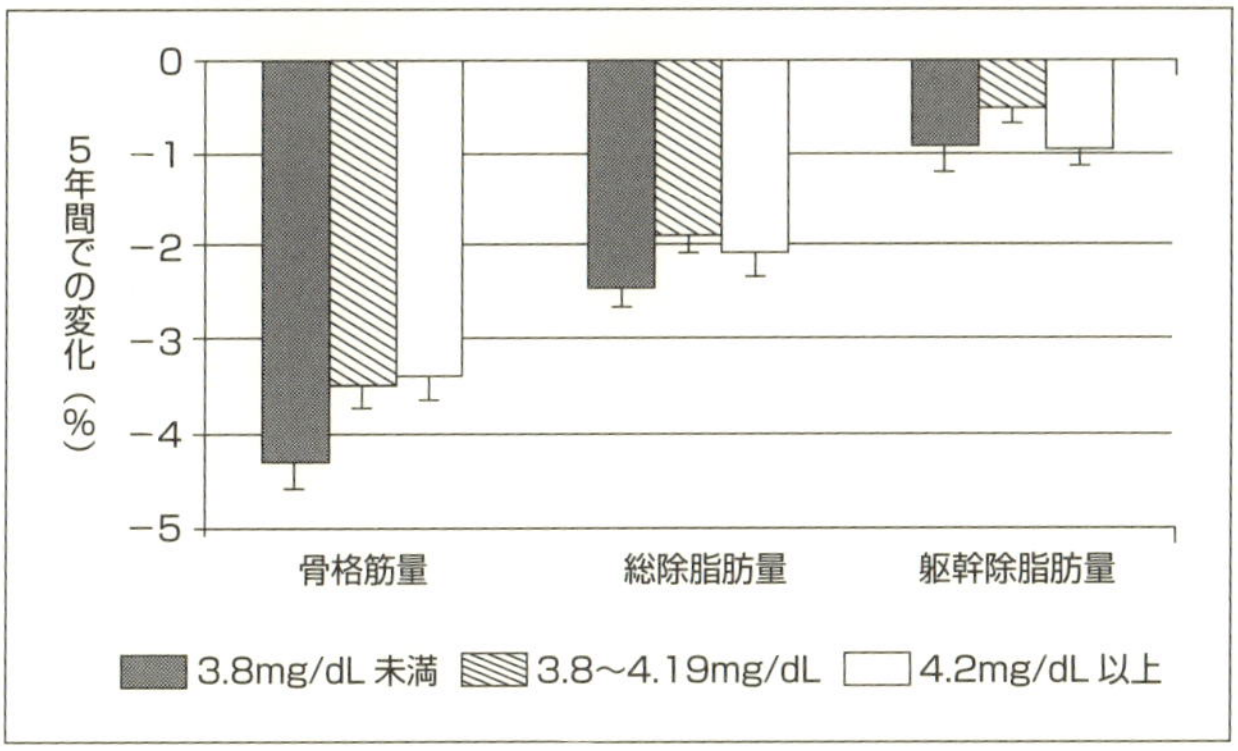

（Visser M et al. *Am J Clin Nutr* 82：531，2005 より）

前者のほうが良いことを裏付けました（図37）。適度に肉を食べることが血清アルブミン値を上げ、サルコペニアの予防に効果があるようです。

⑤ 肉類だけでなく、魚（油）摂取も重要

サーニら（2015年）は、アメリカ成人でタンパク摂取量と下肢筋肉量、筋力との関係を検討し、タンパク摂取量の多いほうが下肢筋肉量が多かったが、筋力の増加は少なかったとしています。そして、動物性タンパク質のほうが植物性タンパク質よりも効果は高いとし、食事のタイプでも動物性のほうが良いとしています。では、魚介類ではどうで

図 37　肉類および魚介類中心の食事での糞便中窒素排泄量の比較（田中光ら）

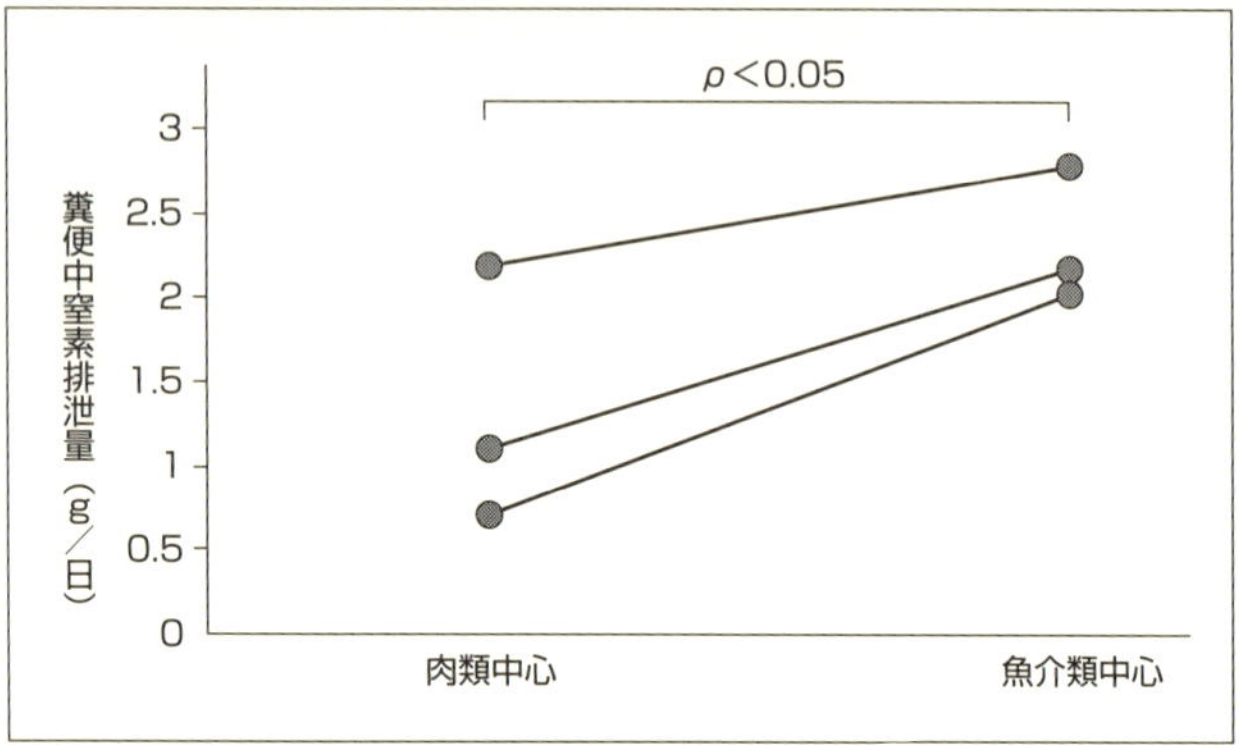

（田中光 他 *Medicina* 48（3）：446，2011 より）

しょうか。

スミスら（２０１５年）は魚（油）で高齢者のサルコペニアの予防ができるかを調査しています。魚由来のｎ－３系多価不飽和脂肪酸とコーン油を１カ月摂取させ、前者（魚油群）のほうが大腿筋量の増加（３・６％）、握力の増加（２・３キログラム）を示しました。ロダツキーら（２０１２年）も高齢女性に対して筋トレのみ、筋トレプラス魚油補充を90日間、１５０日間で比較したところ、最大筋力、身体機能が後者で90日間、１５０日間ともに増加を認めています。魚（油）も、サルコペニアの予防に有用といえます。

⑥ ビタミンD

筋肉にはビタミンＤ（ＶＤ）の受容体（レセプター）があり、ＶＤが直接筋肉に作用し、各種タンパクの発現を調節し、さらに筋肉の緊張や収縮の調整に関連するカルシウム代謝を正常化する役割も知られています。ＶＤが欠乏すると、とくに速筋が減少し、転倒しやすくなります。速筋の減少で反射的な動作ができなくなり、つまづいた際にとっさの動きができずに転倒してしまうのです。血中ＶＤ濃度が充足している人は不足している人に比べ、速筋の直径が2倍以上で、ＶＤ不足は速筋の萎縮を招くことがわかります（佐藤能啓ら、２００２年）。

ＶＤと筋力低下の進行度もＶＤ充足の人に比べてＶＤ不足の人は3年間で筋肉量減少が2・14倍、握力低下が2・5倍であり（ビサールら、２００３年）、身体能力も3年間で2・2倍低下し（ウィルヘルトら、２００７年）、ＶＤ濃度が低いと筋肉量、筋力、身体能力の低下（サルコペニア）が著しいことが明らかになりました。

ストックトンら（２０１１年）のメタ解析ではＶＤ不足でＶＤ投与により筋力が増加し、充足側では効果がないとしています。同様に鈴木隆男ら（２００８年）はＶＤ濃度低下群で開眼片脚立位時間、握力、歩行速度が低いことを示しています(図38)。ビショップ・フェラリーら(2004年)もVD濃度の低い群で歩行速度や立ち上がり時間が長いことを示しています。

では、筋力の保持や転倒・骨折の予防にはどのくらいのVDが必要なのでしょうか。血中VD濃度は66~84ナノモル/リットルに維持すれば下肢筋力が改善することが認められています。例えばドーソンら(2008年)は、VD濃度が65ナノモル/リットル以上で高齢者の筋力改善と転倒予防になるとしています。

サルコペニア予防としては、ボディら(2012年)はVDを千単位/日を2年間投与して速筋直径が2・5倍に増大したと報告し、ズーら(2010年)も、千単位/日を1年間投与して筋力と身体機能が改善したと報告しています。

しかし、高齢者では腎機能低下、慢性疾患の合併やVD受容体減少もあり、摂取VD不足や活性化VDに変われない可能性もあります。そこで天然型VDでなく、活性型VDはサルコペニアの治療薬になる可能性があり、鈴木隆男ら(2011年)は血清VD濃度低値の高齢女性に活性型VD(アルファカルシドール)を投与し、筋力(脚力)が増加したと報告しています。デューカスら(2010年)も、高齢者で同剤を6カ月投与し、身体

図 38　血中ビタミン濃度（VD）と運動機能（鈴木隆男ら）

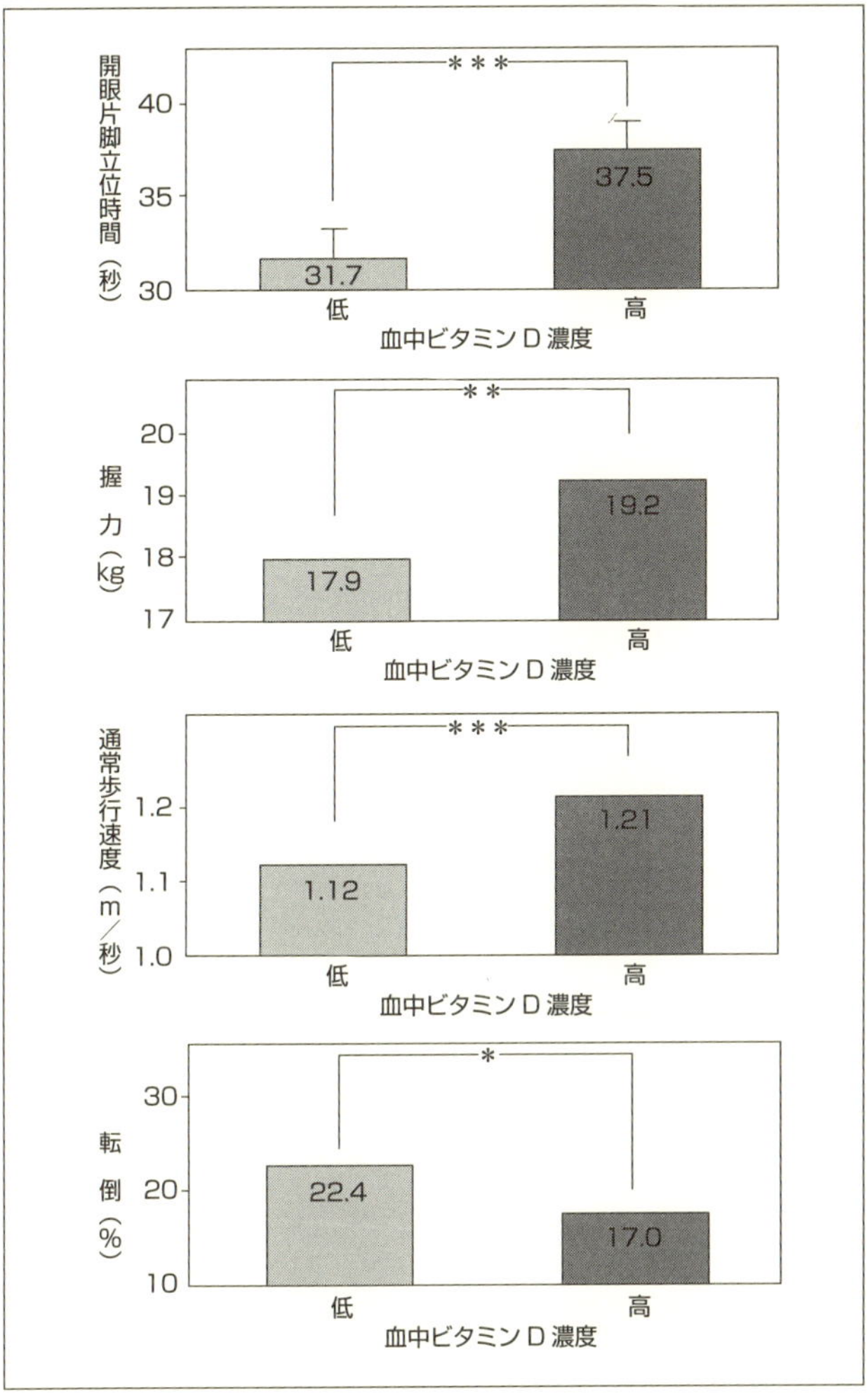

（Suzuki T et al. *J Bone Miner Res* 23（8）：1309，2008 より一部改変）

図39　アルファカルシドール投与群（D）と非投与群（C）における開始時と1年後の筋量（伊藤定之ら）

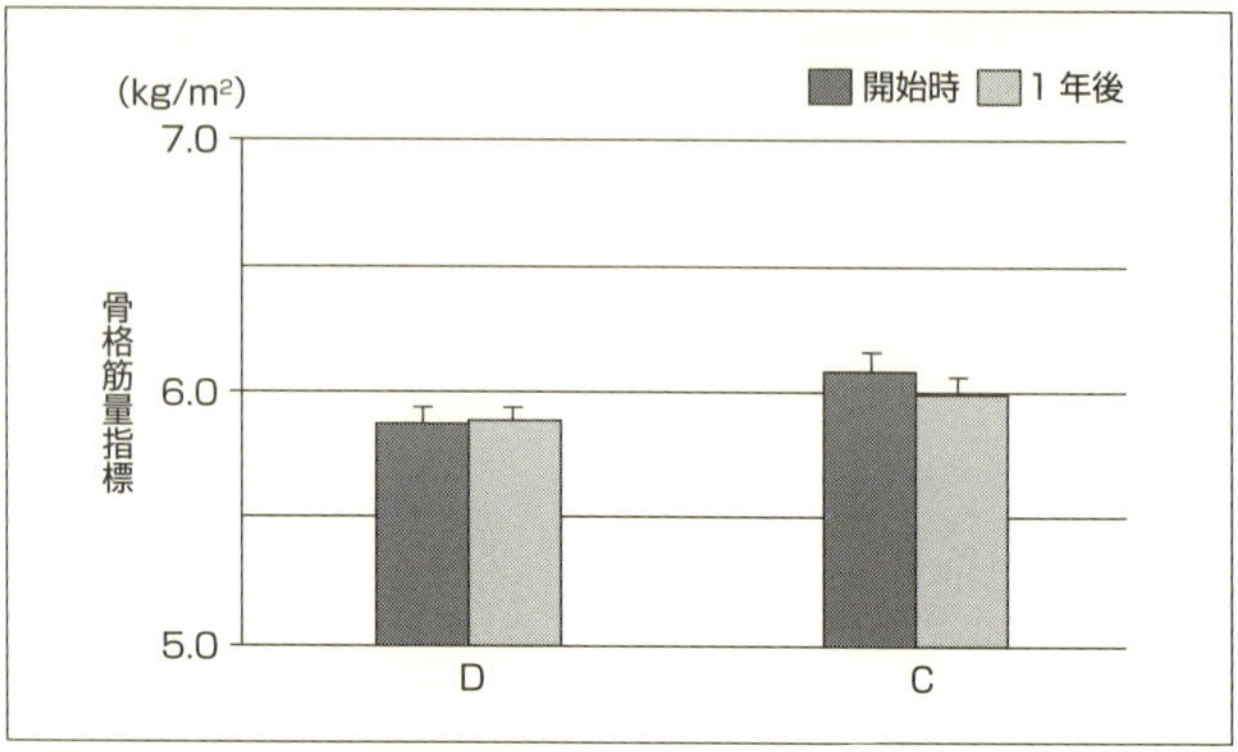

（伊藤定之 他 最新医学 70（1）：97，2015 より）

機能が改善したと報告しています。筋肉量増加効果に関しては同剤を1年間投与すると筋肉量が維持され、非投与群では四肢筋量の低下を示しています（伊藤定之、２０１４年、**図39**）。さらに筋量低下群では同剤投与により有意に筋量が増加しました（**図40**）。

活性型ＶＤによる転倒予防効果については、高齢者で５１２ミリグラム／日以上のカルシウムにアルファカルシドール１マイクログラム／日を９カ月併用すると転倒は55％減少しています（デューカスら、２００４年）。

さらに高齢者に同剤０・５マイクログラム／日を３年間投与したところ、転倒は24％減少しています（ガッグファら、２００１年）。日本の報告（萩野浩ら、２０１０年）でも、

図 40 サルコペニア罹患群におけるアルファカルシドール投与群（D）と非投与群（C）における開始時と1年後の筋量（伊藤定之ら）

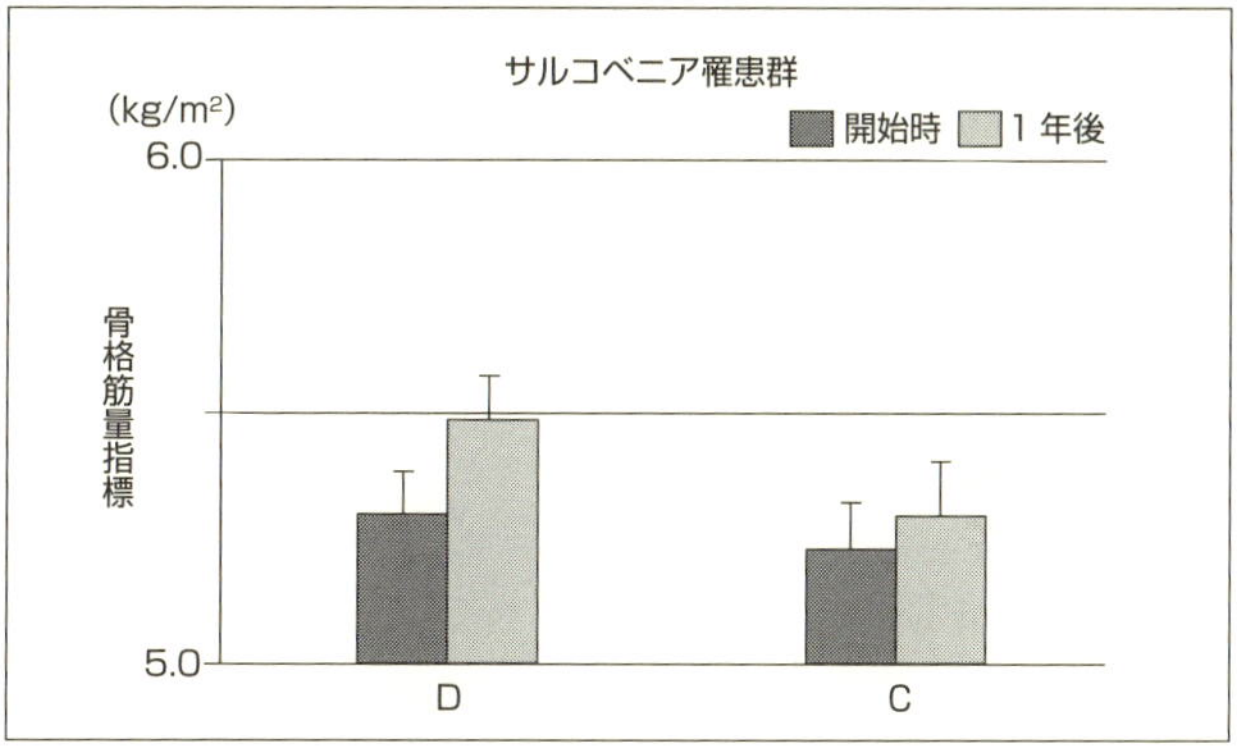

（伊藤定之 他 最新医学 70（1）：97，2015 より）

握力や開眼片脚立ちなどの転倒関連運動能力が6カ月間の同剤投与で改善がみられています。

VDとロイシンとの関係はサリューら（2013年）が、活性化VDがある経路を介して、ロイシンおよびインスリンの効果を刺激するように働き、骨格筋でのタンパク合成をさらに活性化することをマウスで証明しています。VDやアミノ酸が欠乏しているサルコペニアでは、両者の組み合わせ補充が期待されます。

老化防止のためにも適度の日光浴とVDの豊富な食材の摂取、場合によってはサプリメントや活性型VDの製剤をとることも大事です。詳細については拙著『ビタミン

Dは長寿ホルモン』をご参照ください。

⑦　高齢者の粗食はサルコペニアを招く

近年、少食の高齢者が多くなり、低栄養の人が増えています。低栄養が進むと、筋肉量が低下し、筋力や骨量、免疫が低下します。また、食欲も加齢とともに低下します。調査によると、70歳を過ぎてから食事の量が減ったという人が76%に達し、さらに粗食を心がけている人は44%もいたと報告されています。

また、食事もあっさりしたものを好むようになり、肉類などのタンパク質が不足しがちになります。

厚生労働省の2015年の「国民健康栄養調査」によると65歳以上の高齢者の約2割が低栄養の状態にあるといわれています。

低栄養の目安には体重（キロ）を身長（メートル）の2乗で割った体格指数（BMI）が使われており、BMIが18・5未満の場合、低栄養と判断されます。また、タンパク質が不足すると血液中の血清アルブミン値が減少し、100ミリリットル中の血清アルブミン値が3・5グラム以下になると、やはり低栄養とされます。

高齢者の粗食の目的としては、生活習慣病のリスク因子であるメタボリック症候群の予防がありますが、高齢者の健康長寿のためには、メタボリック症候群よりも、フレイル（虚弱）やサルコペニアの予防に留意すべきでしょう。

草津町高齢者調査研究（北村明彦、2017年）でも健康余命を延ばすためにはメタボ対策よりもフレイルの予防が重要である結果が得られています。北村明彦は群馬県草津町で2002年～2011年に高齢者検診を受診した65歳以上で、当初から要介護認定の71人を除外した1453人（男性623人、女性830人）を平均7年追跡し、フレイルとメタボリックシンドローム（メタボ）の影響を解析しました。

なお、米国のフリード博士提唱の概念に準じて、次の5項目中3項目以上該当をフレイル、1～2項目該当者をプレフレイルとしました。

① 6カ月以内に2～3キロ以上の体重減少
② 握力が男性で26キロ未満、女性で18キロ未満
③ 「自分が活気にあふれていると思いますか」の質問に「いいえ」と回答
④ 通常歩行速度が1・0m／秒未満

⑤　外出が1日に1回未満

その結果、自立喪失（要支援、要介護か死亡）の発生リスクがプレフレイル群で1・5倍、フレイル群では2・4倍と有意に高くなった一方、メタボ予備群は0・8倍、メタボ群は1・0倍と関連性は認められませんでした。さらに、前期高齢者（65～74歳）ではプレフレイル群でリスクが1・5倍、フレイル群では2・9倍となり、後期高齢者（75歳以上）よりも前期高齢者でフレイルの影響がより大きいという結果になりました。以上から、後期高齢者になってからフレイルの予防・改善に取り組むよりも前期高齢者あるいはその前の段階でフレイルを発見し予防・改善を図った方が将来の自立喪失リスク低減効果は大きいものと考えられます。

低栄養になると活動量が減少するために、さらに食欲が減退して低栄養が亢進します。低栄養を避けるためには、日常的に体重の変化に留意し、体重減少が続く場合には、栄養士などに相談するとよいでしょう。

⑧　筋肉増強剤等のドーピング薬物について

　近年、世界のスポーツ選手の間で、競技成績を向上させるための特殊な薬物（ドーピング薬物）の使用が問題になっています。ちなみに「ドーピング」という言葉はアフリカの狩猟民族が狩猟に出る前に士気を高める目的で飲んだ酒の名がドップ（dop）であったことに由来するといわれています。また、戦争や民族間の争いに興奮剤や覚せい剤が使われたという史実もあり、スポーツの世界でこのような薬物が使用されるようになったとしても不思議ではありません。今日ではスポーツ選手が運動能力を高めるために筋肉増強剤、興奮剤、覚せい剤、鎮静剤などの薬物を使用することをドーピングといっています。ドーピングは、競技参加者の公平な競技条件を旨とするオリンピック精神に反するばかりでなく、使用する選手にとっても様々な有害な作用をひきおこすことから、国際オリンピック委員会（ＩＯＣ）は厳重に禁止しており、競技後の検査でドーピングが認められた場合には参加資格を取り消しています。しかし、それでも禁止薬物の使用は後を絶たず、中には国威発揚のために自国の選手にドーピングを奨励していると疑われている国もあります。

　ＩＯＣのドーピング検査では、筋肉増強を主たる目的とした蛋白同化ステロイドと興奮

表12　禁止物質の分類・方法（1996年、IOC医事規定）

(1)禁止薬物
　A. 興奮剤
　B. 麻薬性鎮痛剤
　C. 蛋白同化剤＊
　D. 利尿剤
　E. ペプチドホルモン、糖蛋白ホルモンと類似化合物＊

(2)禁止方法
　A. 血液ドーピング
　B. 薬理学的、科学的、物理的操作

(3)制限される物質
　A. アルコール
　B. マリファナ＊
　C. 局所麻酔剤
　D. 副腎皮質ステロイド
　E. β遮断剤

＊：1988年の規定から変更ないし追加された項目

剤が最も多く摘発されています。IOCでは禁止薬物を別表のように分類しています（表12）。なお、蛋白ステロイドは1988年の規定から蛋白同化剤に変更されています。興奮剤は中枢神経を興奮させたり交感神経を刺激しますが、アンフェタミン関連化合物、カフェイン（通常飲む茶やコーヒーの量では問題なし）、コカイン、エフェドリンなどが多く使用されます。麻薬性鎮痛剤としてはモルフェインやその類似化合物があげられます。蛋白同化剤（ステロイド）は、十分なタンパク摂取と適度のトレーニングとともに使用すると筋肉量の増加、筋力増強、さらに興奮性・攻撃性を高めますが副作用も多く、精神異常、筋肉・腱の傷害増加、肝障害、成長停止などを招きます。スポーツマンには栄養補助食品（サプリメント）を利用する人が少なくありません。足りない栄養成分を補い、筋肉を強化する目的で使用していますが、これらのサプリメントの中に禁止薬物が含まれる場合があり、問題となっています。とくに体内で男性ホルモンに変化するステロイド（プロホルモン）を含む栄養サプリメントに禁止薬物が含まれていることが発覚し、ドーピング違反に問われた例も少なくありません。筋肉作りなどをうたい文句にしているサプリメントには蛋白同化剤（ステロイド）や興奮剤などの禁止薬物が含まれている危険性があるので、充分注意し、成分や副作用が明示されており、栄養学的に有効かつ安全であることが科学的に証明されているサプリメントを使うようにしましょう。その意味では、ショウガ科のオオバンガジュツの有効成分（パンドラチンA）にはペルオキシソーム増殖因子活性化受容体δ（PPARδ）を活性化して遅筋（タイプI）線維を増加させる作用が認められています。PPARδは骨格筋中心に強力なエネルギー代謝促進作用および脂肪酸燃焼作用もあるのでサルコペニアの予防・治療効果が期待されます。ただし、この場合にも、先に述べたとおり良質のタンパク質を十分摂取し、適度の運動を行う必要のあることは言うまでもありません。

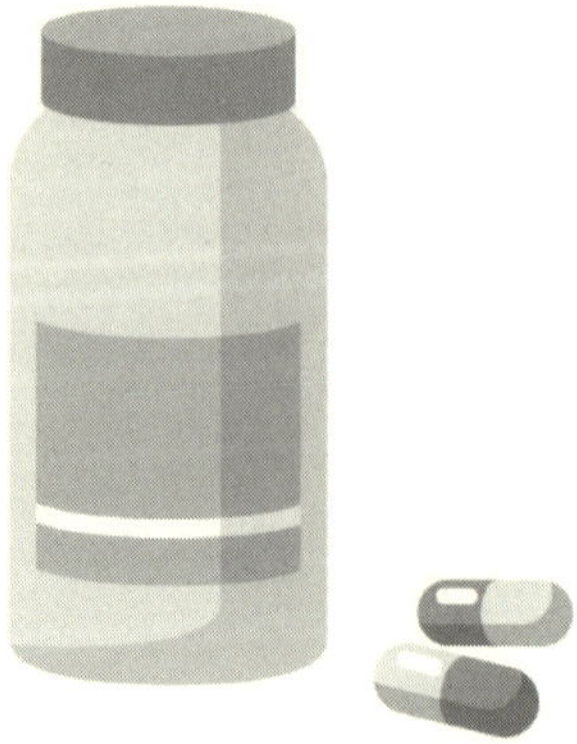

2. 運動

加齢とともに骨格筋の筋肉量が減少し、筋力も低下しますが、とくに大腿四頭筋や大殿筋が代表である下肢の筋肉と腰筋群や大腰筋などの体幹筋が著しく影響を受けます（図41）。筋肉量は加齢とともに下肢のほうが上肢より減少しやすく、上腕二頭筋量はあまり変化しないのに対し、大腿四頭筋は70歳代には20代の80％まで減少します（図42）。立ち上がり動作（大腿四頭筋と大殿筋を使う）の筋力も70歳代には半分に低下します（図43）。したがってつまずき、転倒、骨折のリスクが大きくなります。

歩幅の加齢変化は筋力のそれとよく似ており、2ステップ歩幅の値が身長の1・25倍を下回ると、急に転倒のリスクが高まります（村永信吾、2005年、図44）。また、高齢者での歩幅と大腿筋筋量とは正の相関があり（キムら、2006年）、下肢筋と体幹筋の機能向上が転倒・骨折予防、ADL維持の上で重要です。さらに筋肉の活動は脂肪や糖の代謝にも深く関係し、その低下はメタボリックシンドロームにもつながります。若いうちに運動やトレーニングを行うことで、加齢による筋肉量の低下を少なくすることが重要で

図 41　加齢に伴う萎縮（サルコペニア）の著しい筋肉（イスラエル）

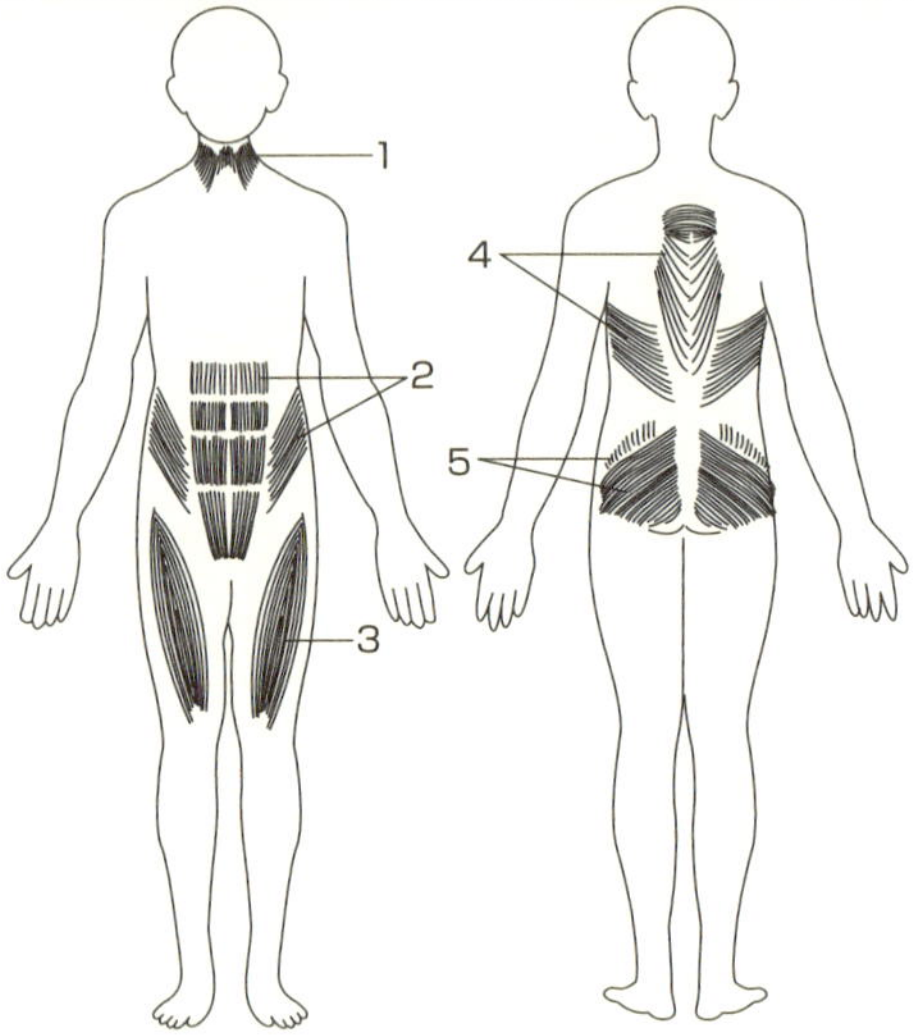

1：頸部筋群　2：腹筋群　3：大腿四頭筋　4：僧帽筋（中央部）・広背筋　5：大殿筋・中殿筋

（Israel S *Strength and Power in Sport*（ed by Komi PV）pp319. Blackwell Oxford 1992 より）

あり、サルコペニアが進行した高齢者でも、効果的に筋肉量の増加と筋力の改善をもたらす運動が必要となります。

性別、年代別での筋肉量と筋力の低下の比較研究（村木重之、2014年、**図45**）では、握力は男性では60歳代から急減し、女性では50歳代から低下しています。下肢筋肉量は男女とも50歳代から

図 42 筋肉の加齢変化（福永哲夫）

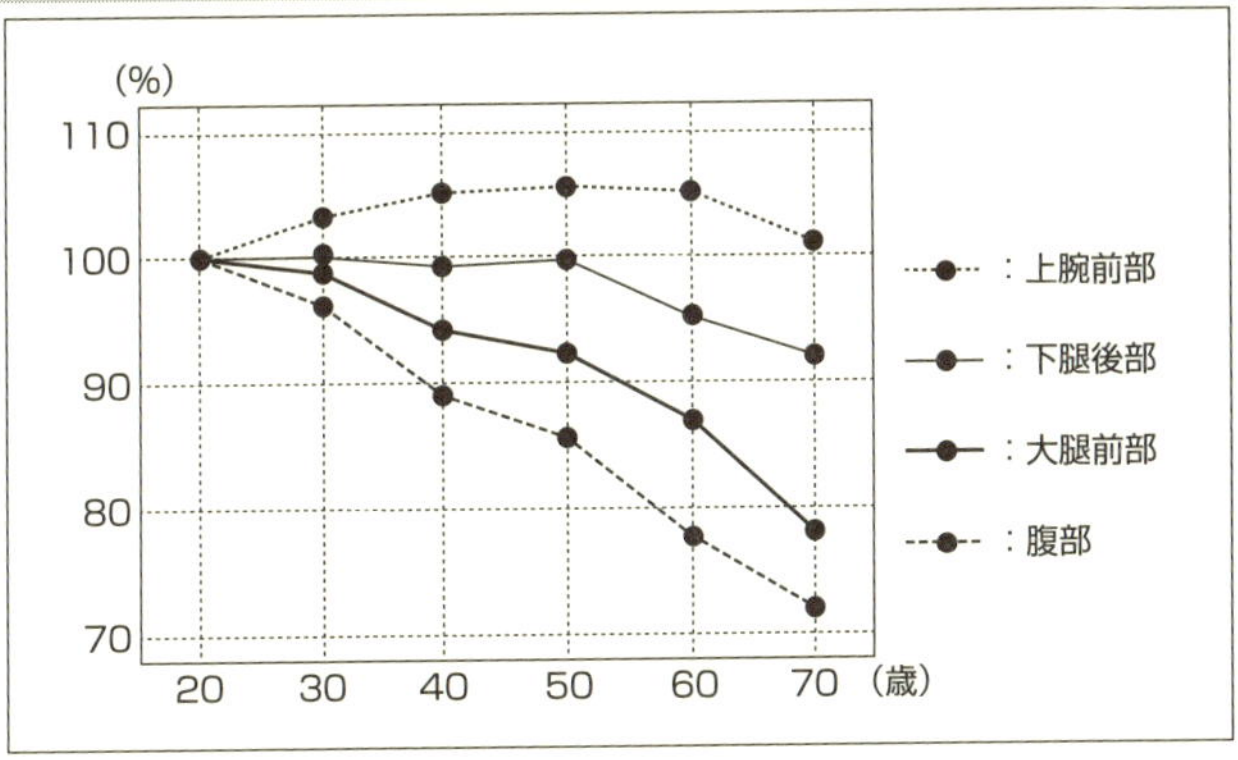

（福永哲夫 他 アンチエイジング医学 3（1）：77，2008 より）

図 43 日本人女性における体重当たりの膝・股関節伸展筋力の加齢変化（山内ら）

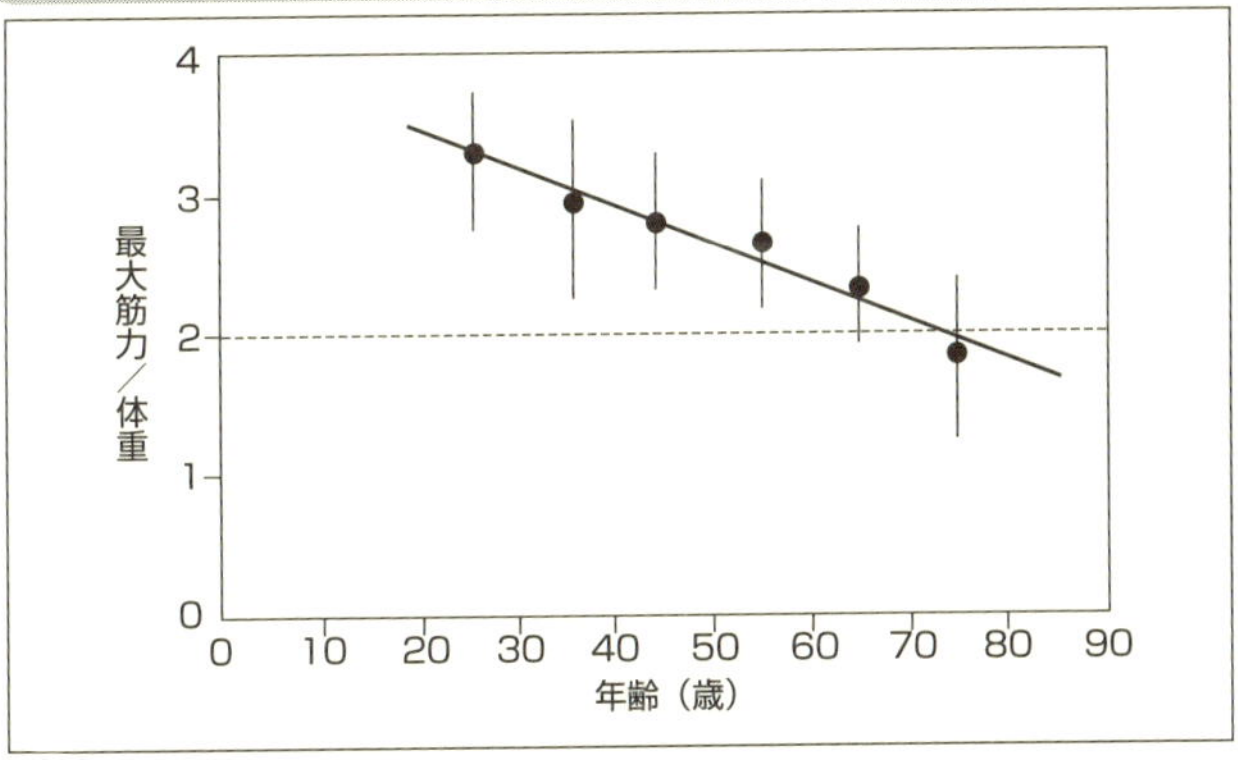

（Yamauchi J et al. *Gerontol* 56：167，2010 より一部改変）

図44　日本人男女における最大2歩幅値（2ステップ歩幅値）の加齢変化（村永信吾）

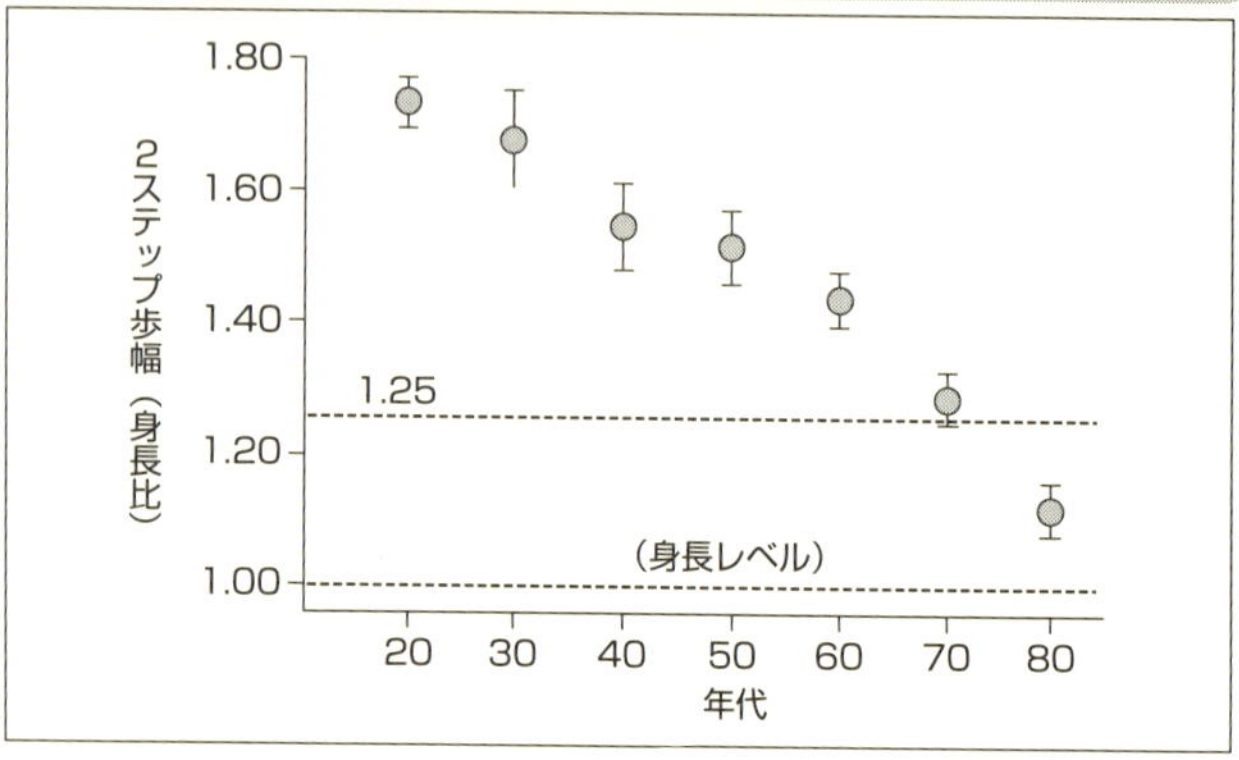

（村永信吾　臨床スポーツ医学 22：394, 2005より）

低下しますが、下肢筋力の低下は筋肉量低下よりも早く起こっています。一方、上肢筋肉量は男性ではゆるやかな低下を示し、女性では低下はみられていません。加齢に伴う身体活動の低下は下肢優位の筋力低下によるものと考えられます。

川上泰雄（2010年、図46）は、若年者と高齢者における大腿中央部のMRI横断画像を示し、加齢による筋肉減少、皮下脂肪組織の増加、骨格筋内の非収縮組織（主として脂肪）の増加がみられ、運動習慣の有無により皮下脂肪量、非収縮組織の割合が変化するのがわかります。

中年期の運動習慣の定義は、25～50歳の間に、汗をかいたり、息が切れたりするほ

図 45　年代別、男女別における筋力・筋量の推移（村木重之）

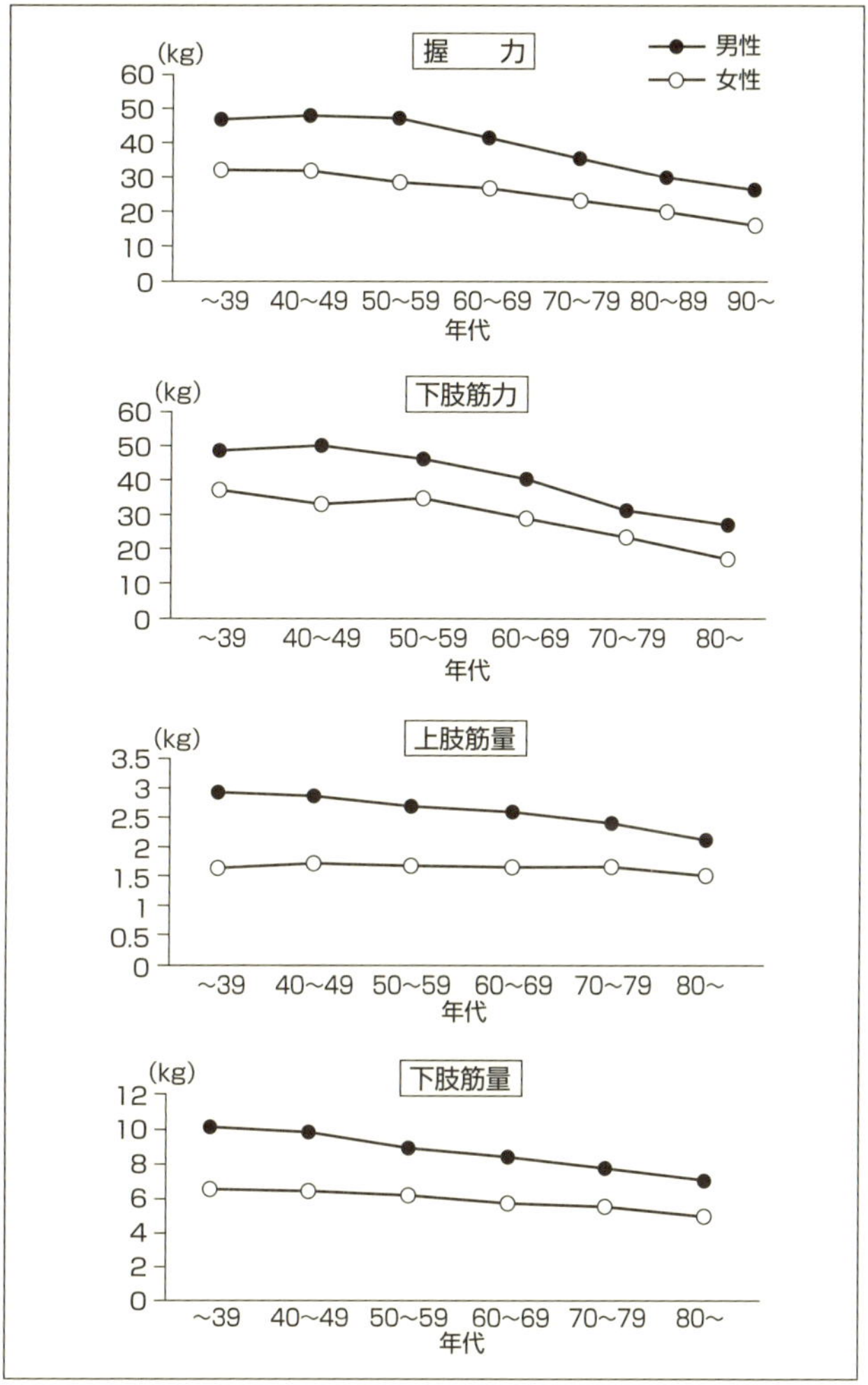

（村木重之 *Clinical Calcium* 24（10）：21，2014 より）

図 46　大腿中央部の MRI 横断画像
若年・高齢男女の典型例（川上泰雄）

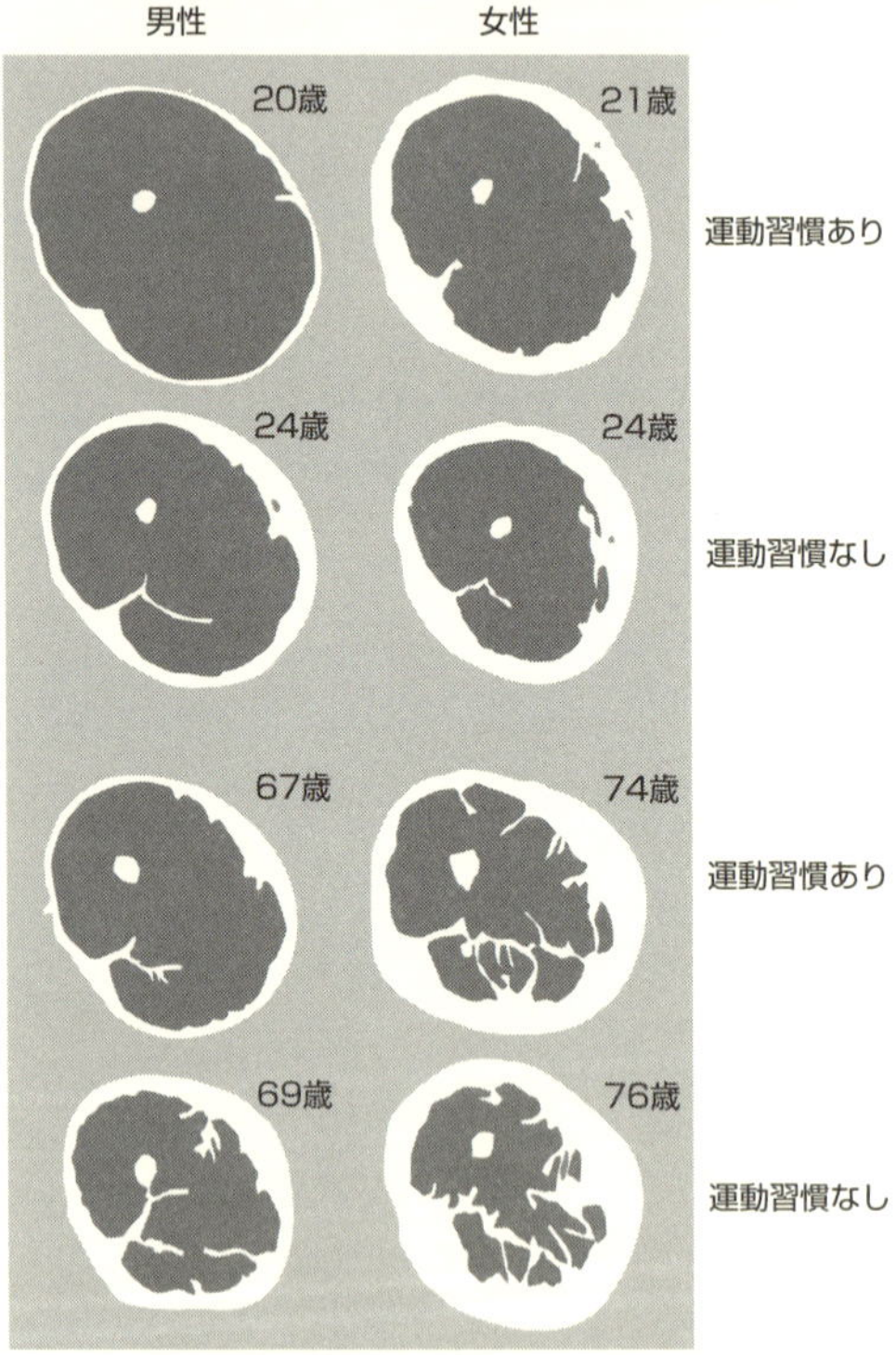

（川上泰雄 *Geriatric Med* 48（2）：227，2010 より）

図 47　サルコペニアの有無による中年期の運動習慣の割合（村木重之ら）

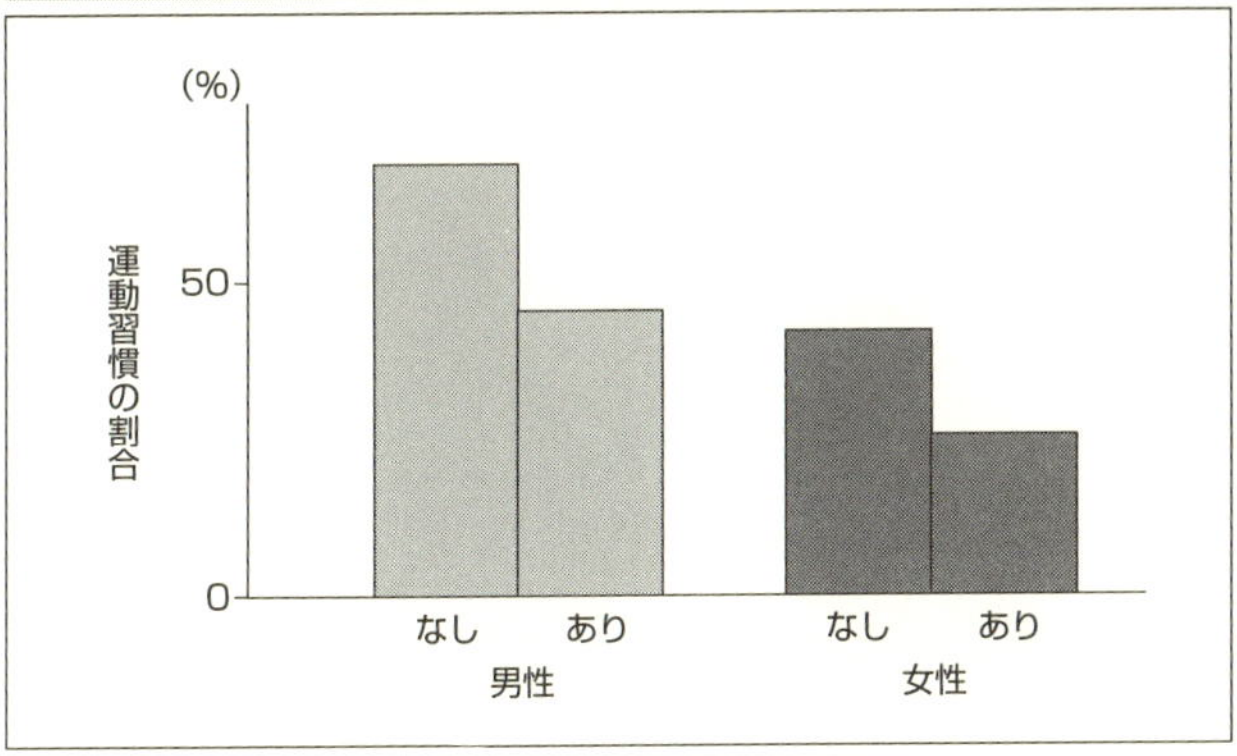

（村木重之 *Clinical Calcium* 24（10）：21，2014 より）

どの運動を1週間に2時間以上行っている、とされていますが、この中年期の運動が高齢になってのサルコペニアに対する影響の検討（村木重之ら、２０１４年）では、男女ともサルコペニア群は非サルコペニア群よりも運動習慣の割合が低く（**図47**）、中年期の運動習慣の有効性が示されました。

　高齢者の筋肉量増加、筋力向上には運動とくにレジスタンス運動（局所または全身の筋肉に負荷を与え、機能向上をはかる運動）が有効です。49件の研究解析（ピーターソンら、２０１１年）によると、運動後にＢＭＩ／除脂肪量が１・１キログラムの増加を認め、筋力向上を示しています。ただし、低強度の運動では効果が得られにくく、健康高齢者では、より強い運動が必要となります。しかし、サルコペニアの高齢者に高強度、多量の運動は無理で、かえって膝や腰に負担をかけます。サルコペニア改善のためには中程度のレジスタンス運動でも十分効果が期待できます。

運動の主目的は筋肉量増加、筋力と歩行能力の向上（サルコペニア予防につながる）であり、筋肉量、筋力の増加には筋力トレーニングが、歩行能力には歩行トレーニングが大事です。

筋力トレーニングは筋肉のタンパク質合成を刺激し、有酸素運動（歩行トレーニング）はタンパク同化作用を改善するので、両方を組み合わせれば相乗効果が期待できます。

①　筋力トレーニング

自分自身の体重を負荷として行うやり方でも十分に効果を期待できます。大蔵倫博（2014年）は、

・下肢を鍛える運動…膝の曲げ伸ばし、椅子からの立ち上がり、スクワット、つま先立ち

・体幹（腹筋）を鍛える運動…枕抱き、おへそのぞき
・上肢を鍛える運動（握力を含む）…ゴムバンド、ダンベルなどがあります。
体力に自信があれば階段の上り下りも有用です。強度、回数については、
・強度…最大筋力（最大挙上重量）の60〜80％
・回数…8〜15回
・セット数…1セット〜3セット
・頻度…1週間に2〜3回
・期間…3カ月以上継続
具体的には高齢者が実行しやすい筋力トレーニングのひとつとして福永哲夫（2008年）の自体重を利用したトレーニングがおすすめです。注意事項として、
・無理をせずに自分のペースで行う。体調の悪いときには休む
・痛くない範囲で行う
・息を止めたり、力むと血圧が上昇するので呼吸をしながら行う
をあげています。基本姿勢としては、
・脚を腰の幅に開いて立つ

・つま先と膝が同じ方向に向くようにする
・背筋をのばして、あごを引き、まっすぐ前を向く
そして5つの動作（図48）として、
a．椅子座り立ち（大腿四頭筋、大殿筋を使う運動）…脚をゆっくり曲げて椅子に座る。膝は内側に入らないようにしてドスンとは座らない。つぎにゆっくり立ち上がる、を繰り返す。

b．もも上げ（腸腰筋、股関節を曲げる運動に使う）…椅子の横に立ち、椅子に近いほうの手を背もたれに添え、椅子に遠いほうのももを床に平行になるまで持ち上げる。上げた脚をゆっくり元に戻す。左右それぞれの脚で行う。

c．キック（大腿四頭筋を使う）…椅子に座って、足の裏全体が床につくようにし、背筋を伸ばして背もたれに寄りかかりすぎないようにして、脚は膝の間にこぶし一つ分入る位に開き、膝から下をももの高さまでゆっくりと上げ、元の位置に戻す。左右それぞれの脚で行う。

d．背のび（下腿三頭筋、ふくらはぎの筋肉を使う）…椅子の後ろに立ち、椅子の背もたれに手を添え、ゆっくりかかとを上げていき、つま先立ちになる。その後、かかと

図 48　5 つの動作（福永哲夫）

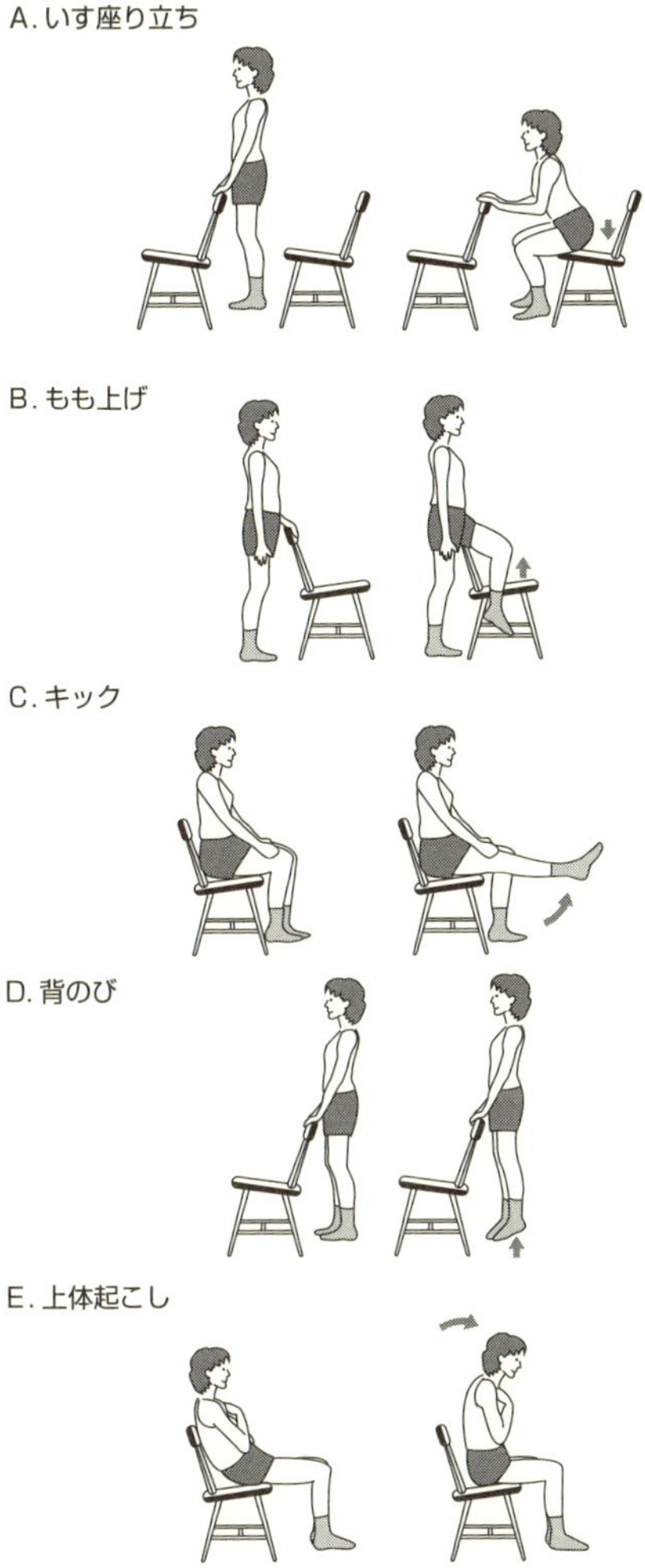

（福永哲夫 他 アンチエイジング医学 3（1）：77，2008 より）

をゆっくり元に戻す。

e．上体起こし（腹直筋を使う）…椅子に浅く腰かけ、脚を腰の幅に開き、あごを引いて背中を丸めたまま、背もたれにもたれる。へそをのぞきこむように体を起き上がらせる。ゆっくりと元に戻す。手はお腹に添え、動作中は常に手を見るようにする。

a～eをそれぞれ16回から20回位行ったら、間に休憩を挟みます。以上の運動は日常の生活の中に、うまく取り入れて行うとよいでしょう（テレビを見ながら、台所で立っている時、電車やバスを待っている時）。順番も自由です。

② 有酸素運動（歩行トレーニング）

ACSM（スポーツ医学のアメリカンカレッジ）の運動処方の指針はつぎのとおりです。

・強度…60％VO2マックス（全身持久力の指標である最大酸素摂取量の60％で中等度と高強度の間くらいに相当）で10分以上継続する。

・頻度…少なくとも週2回以上

主観的な運動強度は15段階（6～20）あり、7は非常に楽、9はかなり楽、11は楽、13

図 49　歩行と姿勢

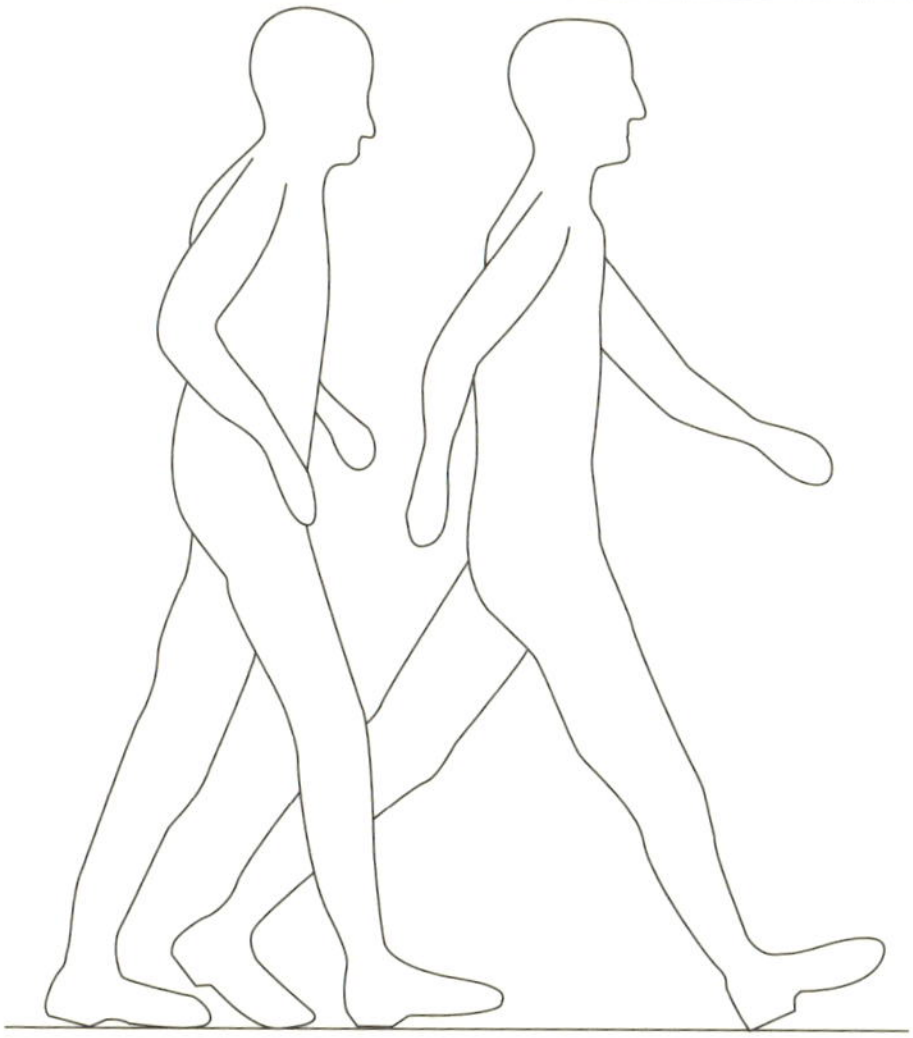

（日本医師会雑誌 144. 特（1）S197 より）

はややきつい、15はきつい、17はかなりきつい、19は非常にきついに当たり、前述の強度はややきつい（13に相当）に当たります。

歩行は歩数だけでなく歩き方も大事で、大また歩きで上半身はあまり動かさずに骨盤の左右の端を交互に前方に移動させる歩き方が筋力強化につながります。腰背部や腹部の筋肉を使うので、腰まわりが強化され、歩幅も伸び、歩行速度も向上し下半身の筋肉強化にもなります（**図49**）。

歩行トレーニングとその評価が同時にできるのがＴＵＧ（Time

up and go）というテストです。椅子からの立ち上がり、歩行、方向転換、椅子への着座という動作で、繰り返しで訓練するとともにかかる時間（秒）を測って歩行能力が評価できます。11秒を超えないようにトレーニングします。

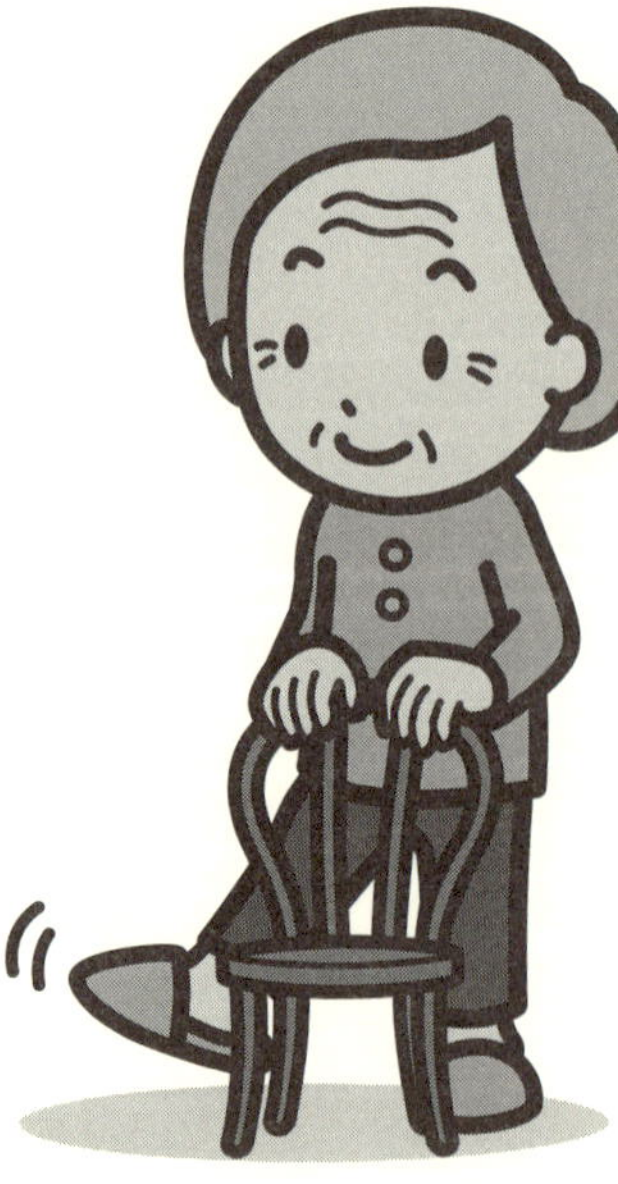

3. 栄養＋運動のサルコペニアに対する効果

２０１４年にヨーロッパのサルコペニアに関するワーキンググループによる体系的レビューが報告され、運動介入7件、栄養介入12件があり、運動介入ではレジスタンストレーニングが主体で60～95歳の高齢者が対象で筋肉量と筋力を測定しています。栄養介入では主としてタンパクの補充、とくにアミノ酸（主にロイシン）補充を行っており、さらに栄養介入プラス運動介入の報告も含まれています。

その結果、運動介入では筋力、身体活動の改善が得られ、栄養介入も筋肉量、身体活動の改善が得られています。

日本でもキム（金憲経《キムホンギョン》）ら（２０１２年）は、サルコペニア群と健常群の高齢者で運動と栄養（アミノ酸サプリメント）による有効性を検討しています。サルコペニア群では貧血、骨粗鬆症、骨折が有意に多く、さらにサルコペニア群を無作為に運動、栄養、運動プラス栄養、対照（教育のみ）の四群に分けて比較したところ、筋肉量は運動、運動プラス栄養で改善し、筋力は運動プラス栄養のみ、速度は運動、運動プラス栄養、栄養で改善し

図 50　足の筋肉量、膝伸展力、歩行速度の群間比較（金憲経ら）

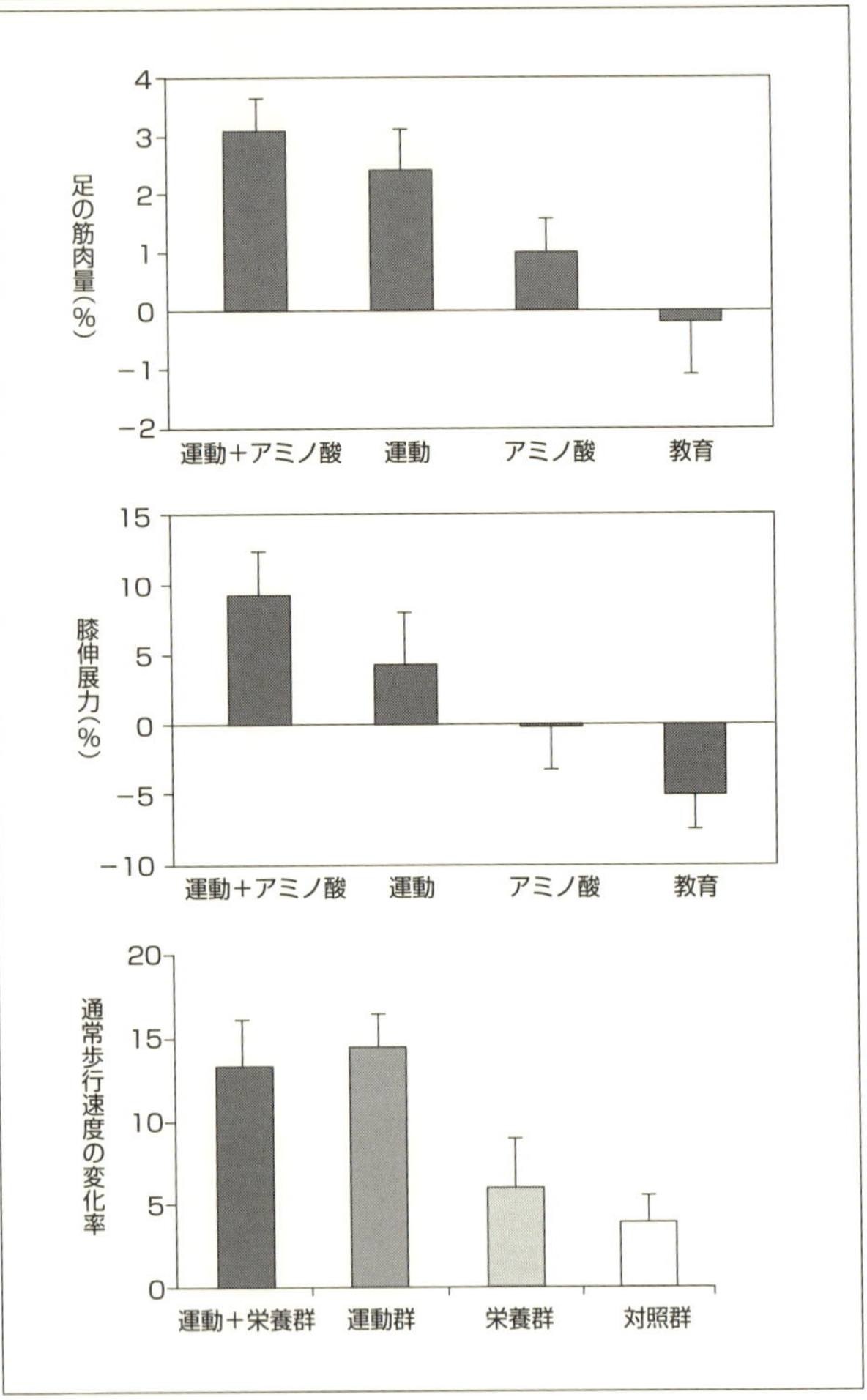

（Kim H K et al. *J Am Geriatr Soc* 60：16, 2012 より）

図 51　レジスタンストレーニングと栄養補助の組合わせ効果

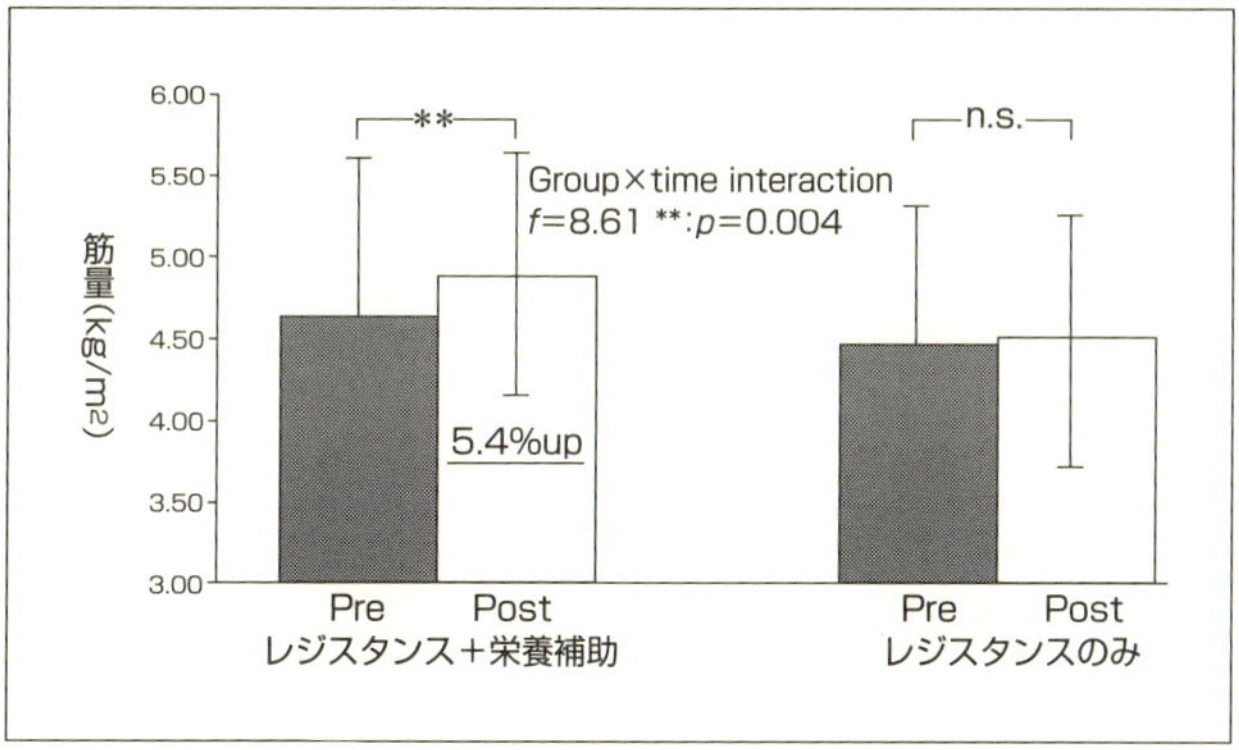

（山田実 医学のあゆみ 248（9）：741，2014 より）

ました（**図50**）。山田実ら（2012年）も、やや虚弱な高齢者を対象に歩数計とカレンダーを使い、毎日のウォーキング平均歩数とその10％上乗せした目標を提示し、6カ月で約2000歩から約4000歩に歩数が増加し、下肢筋肉量増加も得られています。

レジスタンストレーニング（週3回）、1年で四肢筋肉量が約5％増加することを山田実ら（2012年）は示していますが、さらに栄養介入として高タンパクやビタミンD補充を組み合わせることで、3カ月後に筋肉量が5％増加しています（**図51**）。したがって、適切な栄養の摂取ができていれば運動のみでも、サルコペニアの予防・改善が期待できるが、栄養不足なら運動プラス栄養補助が必要になります。

具体的には男女ともより良好な筋骨格系の健康状態に関連する身体活動は歩数として7000〜8000歩／日以上、かつ中強度活動時間として15〜20分以上／日といわれています（朴眩泰《パクヒョンテ》、青柳幸利2010年）。

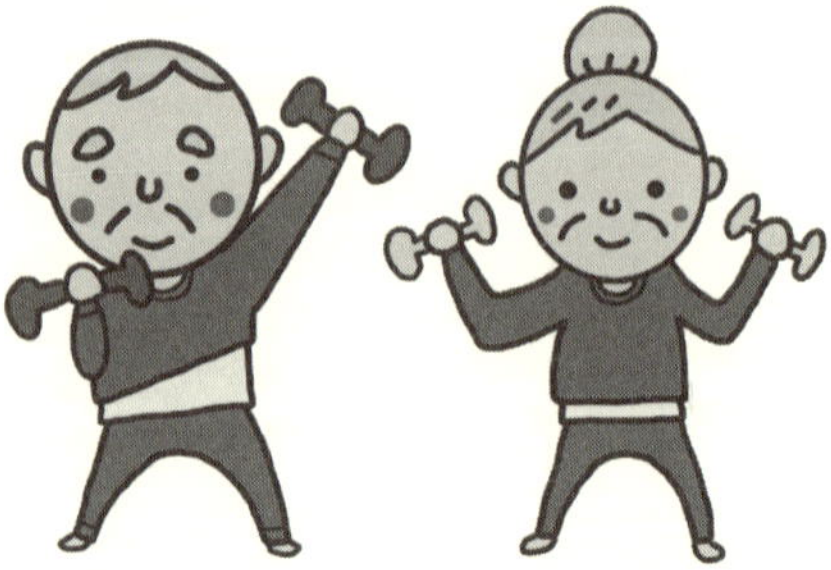

おわりに

人間をはじめ、全ての生物は誕生、成長、老化、死という共通の運命をもっています。身体機能は約30歳頃から死ぬまでの長い加齢経過中にゆっくりと老化が進行しますが、生活環境の変化や病気により身体機能の急速な低下を生じます。

身体機能の主要な変化の決定因子はタンパクで、細胞の機能は特殊機能やタンパク同士の交叉反応、タンパクと遺伝子ならびに代謝産物の交叉反応を伴うタンパク合成能力に依存しています。筋肉の老化、サルコペニアも筋肉のタンパク合成能力の低下や、タンパク質不足が関与し、加えて加齢による活動レベルの低下（運動不足）が助長しています。

加齢によるサルコペニアは避けられず筋力低下を伴い、ＱＯＬ、ＡＤＬに悪影響を及ぼし、生活機能の低下、転倒、外傷、骨折を招きます。長寿よりも健康寿命を延ばすためには、このサルコペニアの対策が重要であり、予防、改善のためには適切な栄養と運動が有効です。しかし、さまざまな病気をもっていたり、認知機能低下などがあると、個人の能力に応じた対応が必要です。

サルコペニアという概念を若いうちから理解し、早期から予防の体制に取り組むことが重要であります。老人施設の業務に携わる著者としても、高齢の入所者の方々に対してだけでなく、一般の高齢者の方々に対しても、介護の一環として役立てば幸いと思っていま
す。

平成三十年　三月

齋藤　嘉美

斎藤嘉美（さいとう よしみ）
1932（昭和7）年、東京生まれ。東京大学医学部卒業。元・東京大学医学部講師。成和会介護老人保健施設「むくげのいえ」施設長。医学博士。
著書に『ビタミンDは長寿ホルモン』『日本人に多いガンから身を守る』『心身ともに健康で長生きする法』『魚と生活習慣病』『果物と生活習慣病』『タマネギはガン・心血管病・ぜんそく・骨粗鬆症にも有効』『タマネギはやはり糖尿病の妙薬（共著)』『カボチャで血圧が下がった！（共著)』（ペガサス）などがある。

栄養＋運動で筋肉減少症（サルコペニア）に勝つ

2018年4月5日　第1刷発行

著　者	斎藤 嘉美
発行者	八重 勉
発行所	株式会社ペガサス 〒171-0021 東京都豊島区西池袋1-5-3　エルグビル6階 TEL. 03-3987-7936
印刷・製本	モリモト印刷株式会社

Printed in Japan　ISBN978-4-89332-070-4
定価はカバーに表示してあります。落丁・乱丁本はお取り替えいたします。